中国体育学文库

|体育教育训练学|

大学生健身瑜伽

张爱华　主编

北京体育大学出版社

策划编辑 孙宇辉　井亚琼
责任编辑 井亚琼
责任校对 刘艺璇
版式设计 中联华文

图书在版编目（CIP）数据

大学生健身瑜伽/张爱华主编 . --北京：北京体
育大学出版社，2025.1
ISBN 978-7-5644-4093-0

Ⅰ.①大… Ⅱ.①张… Ⅲ.①瑜伽—青年读物 Ⅳ.
①R161.1-49

中国国家版本馆 CIP 数据核字（2024）第 100559 号

大学生健身瑜伽
DAXUESHENG JIANSHEN YUJIA

张爱华　主编

出版发行：北京体育大学出版社
地　　址：北京市海淀区农大南路 1 号院 2 号楼 2 层办公 B-212
邮　　编：100084
网　　址：http：//cbs.bsu.edu.cn
发 行 部：010-62989320
邮 购 部：北京体育大学出版社读者服务部 010-62989432
印　　刷：河北鸿运腾达印刷有限公司
开　　本：710 mm × 1000 mm　1/16
成品尺寸：170 mm × 240 mm
印　　张：11.25
字　　数：140 千字
版　　次：2025 年 1 月第 1 版
印　　次：2025 年 1 月第 1 次印刷
定　　价：85.00 元

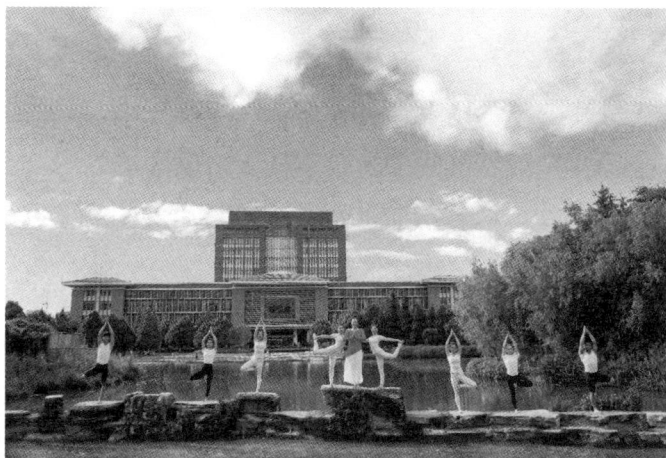

主编简介

张爱华，女，1978 年 6 月生于云南大理。

云南师范大学教授，硕士生导师，在读博士。

瑜伽经历：

2003 年结缘瑜伽。

2011 年获中华人民共和国人力资源和社会保障部颁发的"高级瑜伽教练员"证书。

2011 年 9 月创办了"梵·阅瑜伽工作室"。

2009 年至今，一直从事瑜伽的教学和研究。

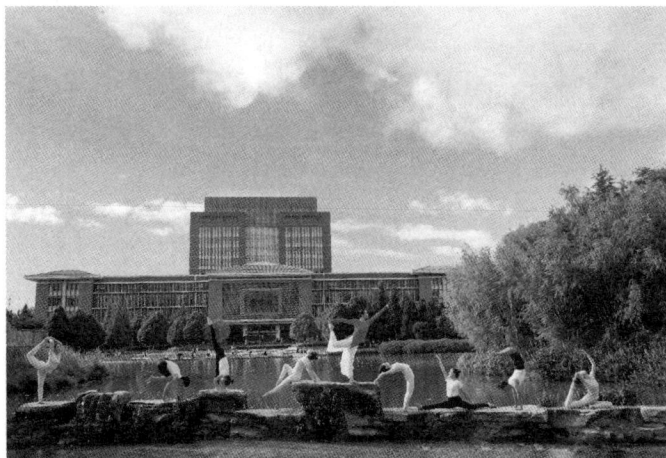

编委简介

李楠：云南民族大学中印瑜伽学院研究生。

王燕：云南民族大学中印瑜伽学院研究生。

李姝禾：云南民族大学中印瑜伽学院研究生。

李蕊：云南民族大学中印瑜伽学院研究生。

沈航：云南师范大学体育学院研究生。

朱苗：云南师范大学体育学院研究生。

参与拍摄者

张爱华　　王燕　　李蕊　　李楠　　李姝禾　　八修

崔光瑞　　盛远强

前言

瑜伽起源于古老的印度，距今已经有几千年的历史了，在 21 世纪的现代生活中仍大放异彩，一直滋养着世界各地的人，为人们带来健康、宁静和平和。瑜伽具有丰富的文化内涵、完备的理论体系、健全的锻炼方法。练习瑜伽不仅可以促进大学生的身体健康，还可以增强大学生学习的专注力，培养他们良好的心态和品质。

本书基于基础性和实用性，系统详细地介绍了瑜伽的文化、哲学、呼吸法和体式，又融入了许多校园场景照片——校园湖畔、温馨宿舍、课间的教室、草坪等。本书尝试让大学生群体通过在日常生活中练习瑜伽缓解学习疲劳，增添生活趣味。

本书由张爱华统筹、设计、撰写和编排；由李楠、王燕、李姝禾、李蕊、沈航进行部分章节的撰写和体式示范；由朱苗统稿。在此，特别感谢参与本书拍摄的云南民族大学中印瑜伽学院的八修、崔光瑞和盛远强同学。

本书借鉴了许多瑜伽典籍和文章，再融入笔者多年学习、习练瑜伽的经验。在此，笔者向在瑜伽之路上付出的先贤、学者们表示衷心感谢。

本书在编写之中必定有不尽如人意的地方，望广大读者能够谅解，并给予批评和指正。

送给我的学生们！

目录
CONTENTS

第一章　大学有你：相伴瑜伽 ……………………………………… 1

第二章　一呼一吸：生命之源 ……………………………………… 13

第三章　基础坐姿：智慧沉淀 ……………………………………… 23

第四章　跪姿体式：生命初翔 ……………………………………… 30

第五章　前屈体式：谦卑敬畏 ……………………………………… 37

第六章　后弯体式：敞开心扉 ……………………………………… 45

第七章　侧弯体式：减脂塑形 ……………………………………… 56

第八章　平衡体式：身心合一 ……………………………………… 65

第九章　扭转体式：按摩放松 ……………………………………… 78

第十章　倒置体式：翻转视角 ……………………………………… 85

第十一章　瑜伽套路：一气呵成 …………………………………… 92

第十二章　瑜伽辅具：成就自我 …………………………………… 100

第十三章　校园瑜伽：放松身心 …………………………………… 132

后记 ………………………………………………………………… 166

参考文献 …………………………………………………………… 168

第一章　大学有你：相伴瑜伽

> 所有的日子，所有的日子都来吧，让我编织你们，用青春的金线，和幸福的璎珞，编织你们。
>
> ——王蒙《青春万岁》

引言

桃红柳绿，樱花烂漫，春风拂面，象牙塔里，青春活力，芳华如你。青春如诗，校园如画，你我相伴，身心合一，静闻书香，踏歌而行。

学习目标

（1）认知目标：了解瑜伽礼仪、练习功效、练习准备、练习原则等基本知识。

（2）技能目标：掌握瑜伽礼仪、练习准备、练习原则及注意事项。

（3）情感目标：激发大学生的学习兴趣。

学习重点　瑜伽礼仪、练习准备的细节。

学习难点　瑜伽的练习原则和注意事项。

一、让我们开启瑜伽之旅

（一）瑜伽礼仪

导语：亲爱的同学们，大家好！让我们双手合十，互相大声说出"Namaste！"，如图1-1。

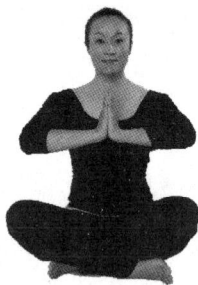

图1-1　合十礼

合十礼是开始和结束瑜伽练习时最基本的礼仪。左手和右手相触，产生一种内在的平衡，带来一种平静的感觉。实际上，我们生活在宇宙当中，没有人可以和自然完全隔绝，而这个手势，就体现了个体对自然、宇宙的崇敬。对他人行合十礼，表达的是尊敬和友好。当对自己行合十礼时，表达的是一种平静和感谢自己的态度，化解内心对自己的不满、放下自己的高傲，这才是内心成长的体现。

在行合十礼的同时，一般还要说"namaste"。"nama"代表着鞠躬，"as"意味着我，"te"代表着你，"namaste"其实就是向对方致敬的意思。在瑜伽课程结束的时候，师生们会彼此合掌互道一声"Namaste!"表示对对方的尊重和感谢。小小的合十礼透露着谦卑、感恩万事万物的态度，看似简单，但是长久保持这种态度，内心会变得平和、柔软。

（二）合十礼互相致敬

让我们一起双手合十，互相致敬和感恩，如图1-2。

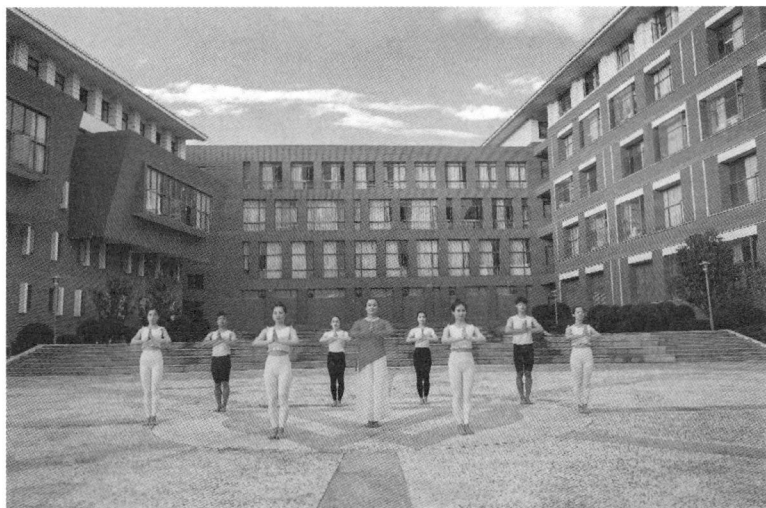

图1-2 互相致敬

（1）轻轻地合起双手，手指并拢，手肘自然弯曲约45°，置于胸前；

（2）合双手时，双眼下垂注视指尖，凝聚心神，排除妄念；

（3）尽量放松，呼气让气息往下沉，以达到逐渐安定的目的；

（4）让我们在心中种下瑜伽的种子，用心呵护，静待花开。

二、练习瑜伽的功效

瑜伽有特殊的功能和价值。练习者通过练习瑜伽不仅能促进身心健康，还能提高人际交往能力，培养积极乐观的心态和坚定的意志。练习瑜伽的功效体现在以下几个方面，如图1-3。

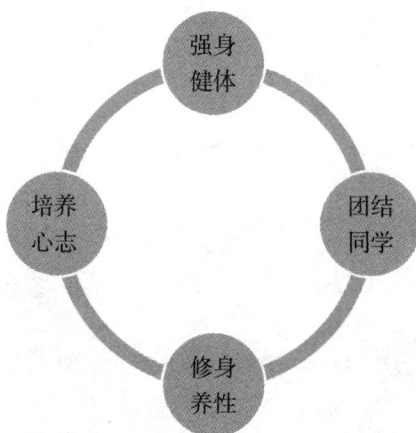

图1-3 练习瑜伽的功效

三、练习瑜伽的准备事项

在练习瑜伽之前，应从以下几个方面进行充分准备，如图1-4。

（一）身心准备

在开始练习之前，练习者需要进行一次热身运动，这样可以让身体逐渐适应运动状态，慢慢放松紧张、僵硬的肌肉，避免在练习过程中受伤，同时还可以提高练习效果。此外，在练习瑜伽体式之前，可以先采用瑜伽呼吸法让身心平静下来，从而更好地进入练习瑜伽的状态。

```
            ┌─────────────────────┐
            │  练习瑜伽的准备事项  │
            └─────────────────────┘
                      │
    ┌──────┬──────────┼──────────┬──────────┐
    ▼      ▼          ▼          ▼          ▼
┌──────┐┌──────┐  ┌──────┐  ┌──────┐  ┌──────┐
│身心准备││辅具准备│  │服装准备│  │场所准备│  │时间准备│
└──────┘└──────┘  └──────┘  └──────┘  └──────┘
    ▼      ▼          ▼          ▼          ▼
┌──────┐┌──────┐  ┌──────┐  ┌──────┐  ┌──────┐
│身心平静，││瑜伽垫、│  │衣服宽松、│ │通风透气、│ │规律的练│
│充分热身 ││瑜伽砖、│  │柔软、舒│  │光线柔和、│ │习时间  │
│        ││弹力带、│  │适，勿戴│  │安静    │ │        │
│        ││瑜伽毯  │  │首饰    │  │        │ │        │
└──────┘└──────┘  └──────┘  └──────┘  └──────┘
```

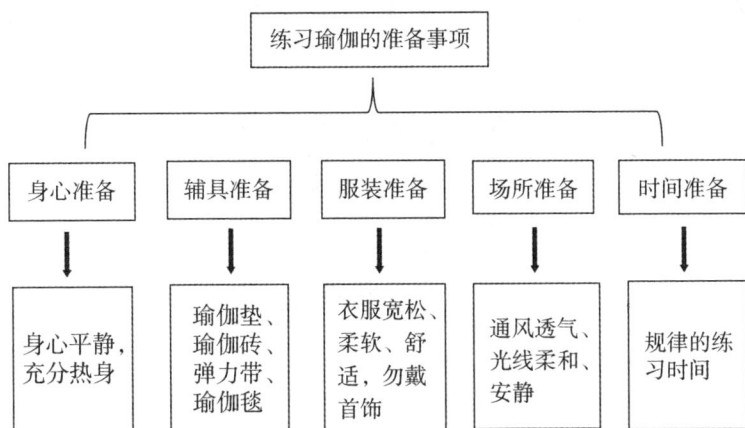

图 1-4　练习瑜伽的准备事项

（二）辅具准备

使用辅具可以帮助练习者更轻松地进行瑜伽体式练习（避免受伤），甚至去挑战高难度体式。以下介绍几种基本的辅具。

（1）瑜伽垫（图 1-5）：大多数瑜伽体式练习是从坐姿、跪姿开始的，一张好的瑜伽垫可以帮助练习者减少运动伤害，因此在选择瑜伽垫时要以无气味、防滑、有弹性、易携带为标准。

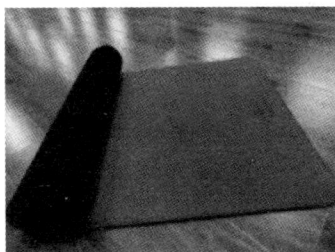

图 1-5　瑜伽垫

（2）瑜伽砖（图1-6）：瑜伽砖的厚度在5~10厘米。如果没有，可以使用厚书本来代替。

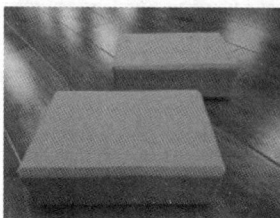

图1-6　瑜伽砖

（3）弹力带（图1-7）：弹力带长度不等，粗细以方便手握为准，同时需要具备一定的韧度和强度。如果没有，可以用毛巾、皮带来代替。

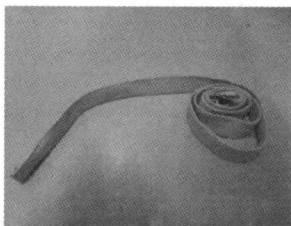

图1-7　弹力带

（4）瑜伽毯（图1-8）：瑜伽毯可以在休息时用来保暖，也可以折叠起来辅助我们练习。如果没有，可以用大毛巾来代替。

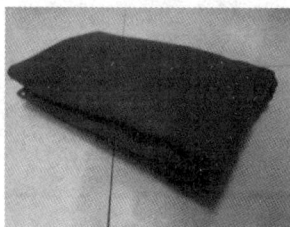

图1-8　瑜伽毯

（三）服装准备

在练习瑜伽时，练习者应穿着宽松、柔软、舒适的衣服，这样可以保证在练习时肢体不受约束，从而让身心都放松下来，更好、更快地进入瑜伽状态。柔软、舒适的专业瑜伽服可以伴随着身体的运动，更加凸显练习者曼妙的身姿和优雅的气质。专业瑜伽服一般是上紧下松的，上衣比较贴身，裤子比较宽松，这是为了方便肢体舒展。瑜伽服的款式要简洁、大方；瑜伽服的颜色要清爽、淡雅，以纯色为佳。若没有准备专业瑜伽服，也可以选择较宽松、舒适的运动服来代替。在练习时应该脱掉鞋子，在温度适宜的情况下可将袜子也脱掉；手表、手镯、项链、耳环等饰物都应该摘下，以免在练习时伤到自己。

（四）场所准备

如果学校有专门的瑜伽教室，可以选择一个通风、光线柔和的瑜伽练习场地。如果练习者选择在宿舍练习，可以选择安静、空气清新、较宽敞的地方，并且简单布置一下，打造一个舒适的瑜伽练习环境。如果练习者选择在草坪上练习，那么需要选择一个微湿润、无尘土、无蚁虫、无异味、温度适宜且不易被打扰的位置。

（五）时间准备

每天忙碌的学习让很多大学生很难抽出时间来练习瑜伽，但只要适当调整好时间，每天持续、有规律地练习瑜伽，就能够缓解压力，给自己创造一个美好又幸福的大学生活。

早晨起床后：简单地练习瑜伽可以唤醒大脑，排除体内毒素，激发全身的能量，使自己在新的一天都精神饱满。

中午吃饭前：刻苦学习了一上午，此时练习瑜伽可以缓解肩颈酸痛，调理肠胃，为下午的学习注入新的动力。

放学回到宿舍后：学习了一天，回到宿舍，感觉身体像被掏空了一样，此时适当练习瑜伽，可以起到舒展身体、缓解疲劳的功效。

晚上睡觉前：在睡前简单地练习瑜伽，可以提高练习者的睡眠质量，燃烧身体脂肪，帮助练习者实现塑形瘦身的目标。

四、练习瑜伽的原则

练习者在练习瑜伽时，应遵循以下基本原则，这样才能更好地从瑜伽练习中收获能量，如图 1-9。

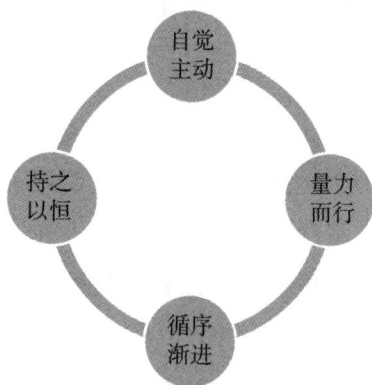

图 1-9　练习瑜伽的原则

（一）自觉主动原则

瑜伽练习需要练习者积极主动参与，这是因为在练习过程中特别需要练习者保持专注。目的一：听清楚老师的口令；目的二：觉知动作过程中肌肉的调动，并及时调整动作，让自己正确地练习。若练习者被动参与，就无法获得积极效果。

（二）量力而行原则

练习者在练习瑜伽的过程中，要结合自己的身体情况，采取合适的运动方式和强度，听从身体的感受，一旦感觉不适，一定要及时停下来。

（三）循序渐进原则

在安排运动量、运动强度、运动时间等方面，要坚持从小到大、由易到难、由简到繁的循序渐进原则。当然，在练习过程中，练习者可借助辅具（瑜伽砖、弹力带等）完成动作。

（四）持之以恒原则

具有连续性、系统性、规律性的瑜伽练习，可以提升练习者的平衡性、柔韧性、力量等身体素质，增强专注力和自信。

五、练习瑜伽的注意事项

练习者在练习瑜伽的前、中、后各阶段，都要确保在安全和健康的前提下进行，以下是练习者在练习瑜伽时要注意的事项，如图1-10。

（一）练习前

（1）少食或空腹。如果吃得过饱，需4小时后再练习，练习前避免饮咖啡、浓茶，避免吃辛辣的食物。

（2）仔细阅读各体式的练习步骤、功效和注意事项。练习者在刚开始练习新动作时，要动作缓慢且注意力集中。

（3）练习者如果身体某部位有伤、患慢性疾病或处于特殊时期

（如生理期），在练习前一定要咨询医生或专业的瑜伽老师。

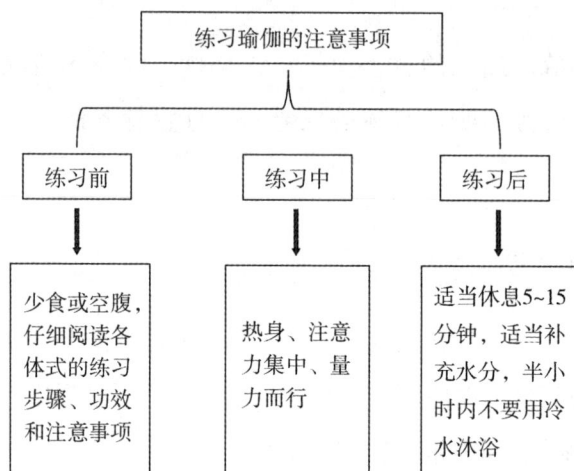

图 1-10 练习瑜伽的注意事项

（二）练习中

（1）充分热身，拉伸肌肉。注意力集中，关注呼吸节奏，保持呼吸顺畅和动作的准确性。

（2）量力而行。根据自己的身体状况选择合适的体式，避免体力透支。

（三）练习后

（1）完成瑜伽体式练习后，躺下来闭眼休息 5~15 分钟。

（2）练习结束后饮适量的温开水，1 小时后再进食较好，并且避免吃脂肪含量高的食物，蔬菜、水果、清粥是非常好的选择。

（3）运动后的半小时内，不要用冷水沐浴。

六、瑜伽饮食建议

练习者在练习瑜伽的过程中，要结合自己的生活习惯，遵循瑜伽的饮食要求，从而更好地达到身心健康。

（一）瑜伽饮食分类

在瑜伽饮食中，食物分为三类：悦性食物、变性食物和惰性食物，如图1-11。

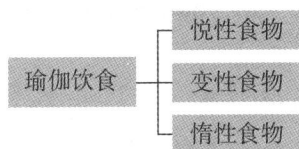

图1-11 瑜伽饮食分类

（1）悦性食物：使身体健康、保持平衡的状态，使人心情愉悦、精力充沛的食物。主要包括新鲜水果、牛奶、谷物、坚果等。

（2）变性食物：能够提供能量、有益于身体，但不利于心灵的食物。经常食用，可能会使人心绪不安、激动，不能很好地控制自己的情绪。主要包括浓茶、咖啡、汽水、葱蒜等。

（3）惰性食物：可能会使人变得易怒、懒惰、迟钝、倦怠等的食物。主要包括油炸类、烧烤类、酒类以及不新鲜的食物等。

（二）练习瑜伽的饮食忌宜

练习者在练习瑜伽时，饮食总体上应偏向新鲜、清淡、有营养的素食，烹饪尽量简单、少盐、少油、少糖，注重均衡性摄取，即多吃悦性食物，少吃变性和惰性食物，保持良好的精神状态，如图1-12。

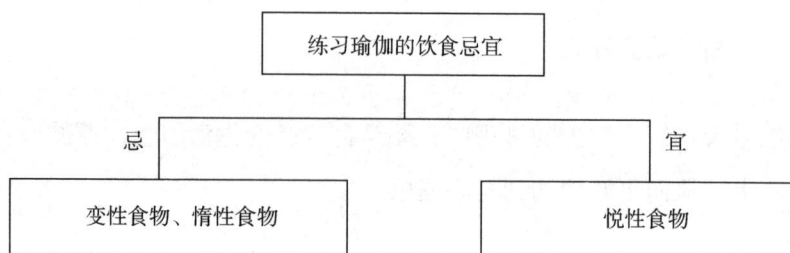

图 1-12　练习瑜伽的饮食忌宜

拓展 1

namaste 的含义

nama 代表"鞠躬"，as 代表"我"，te 代表"你"。因此，namaste 意味着"你我互相鞠躬"或"我向你鞠躬"。当瑜伽课结束时，师生们会彼此合掌互道一声"Namaste!"表达尊敬与感谢。

第二章　一呼一吸：生命之源

只有当你掌握瑜伽体式之后才可以尝试呼吸控制练习。

——艾扬格

引言

瑜伽呼吸法包含不同的呼吸方法，可以有效地按摩内脏，练习者在练习前可根据自身情况进行选择。

城市运转速度加快，人们学习和工作的压力也随之增加，瑜伽呼吸法可以调节练习者的紧张情绪，缓解压力。有针对性地进行瑜伽呼吸法的训练，可以促进练习者的身心健康。

学习目标

（1）认知目标：掌握瑜伽呼吸的基本原理、种类及方法。

（2）技能目标：学习基本的呼吸法，并将各种呼吸法融合使用。

（3）情感目标：在呼吸练习中体验头脑、身心放松的感觉，从而加强情绪的稳定与内心的宁静。

学习重点　瑜伽呼吸的基本原理、种类及方法。

学习难点　将各种呼吸法融合使用。

一、瑜伽呼吸法

在练习瑜伽的过程中，我们始终应遵循瑜伽呼吸的基本方法和原则。

（一）呼吸的原理

参与呼吸的肌肉主要是横膈膜，横膈膜将胸腔和腹腔隔开，肺部在胸腔当中，通过气管将气体吸入肺中，再由肺泡进行气体交换。肺泡接触毛细血管，毛细血管吸收气体中的氧气同时排出二氧化碳。这一切都是通过呼吸进行的，可见呼吸对人的身体至关重要。呼吸的频率、呼吸所动用到的肌肉、肌肉的弹性，都会对呼吸产生影响。

为了方便理解，可以将肺想象成一个大气球，横膈膜在"气球"的下方。吸气的时候，由于气体进入肺部，肺部变大，同时横膈膜会下降，为肺部提供更大的空间，胸腔变大所以腹部空间变小，腹部也会微微隆起，即"吸气时横膈膜下降，腹部隆起，呼气时横膈膜还原，腹部收缩"。在我们进行深呼吸的时候，腹部的起伏可能会更大，并且在肺部这个"大气球"上方的肩膀也会产生位移——吸气的时候，肩膀会轻微上抬，背部的深层肌肉也会向外扩张得到激活，如图 2-1。

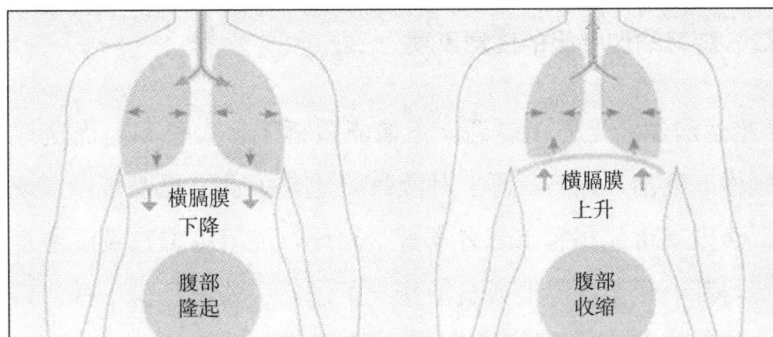

图 2-1 呼吸的原理

（二）瑜伽呼吸的作用

练习瑜伽呼吸到底有什么作用，为什么要练习瑜伽呼吸？

首先，练习瑜伽呼吸能够激活深层的呼吸肌，这些肌肉在平常生活中是不容易锻炼到的，但并不代表这些肌肉就没有用。锻炼深层肌肉能够稳定骨骼，增强肌肉间的神经控制能力和促进血液循环，防止肌肉变硬并产生筋膜和肌肉的粘连。同时，练习瑜伽呼吸，也能增强对神经系统的控制，由此锻炼大脑的灵活性。

其次，每个人每天都在呼吸，但不是每个人都关注自己的呼吸。呼吸不仅和身体生理层面的健康息息相关，也和心理层面的健康相关。当一个人紧张、焦虑的时候，他的呼吸速度会变快，气息会变得短而浅。相反，在情绪平稳且快乐的时候，呼吸是平稳的。瑜伽当中也有一个说法——呼吸的频率越快、深度越浅，会导致寿命越短。这对比乌龟和狗就能看出来。在生活中也可以观察到，一个情绪有问题的人，是不会拥有稳定而健康的呼吸模式的。呼吸和人的健康是息息相关且互相影响的。

二、练习瑜伽呼吸的注意事项

《哈达瑜伽之光》中提到：正如驯服狮子、大象和老虎这样的野兽要缓慢、逐渐地进行一样，呼吸练习也是如此，也要缓慢、逐渐地进行，否则就可能伤害练习者本身。因此，练习瑜伽呼吸应注意一切呼吸练习都要尽量在专业人员的指导下进行，若有任何不适，请立即停止练习。以下是练习瑜伽呼吸的注意事项，如图2-2。

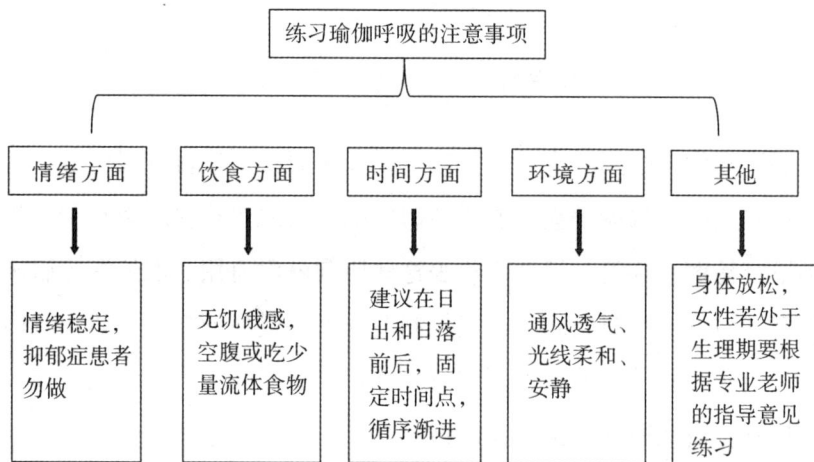

图 2-2　练习瑜伽呼吸的注意事项

三、练习瑜伽呼吸的基本坐姿

练习瑜伽呼吸常采用以下坐姿：半莲花坐（图2-3）、简易坐（图2-4）、金刚坐（图2-5）、至善坐（图2-6）。这些都可以作为瑜伽调息的姿势，其中以金刚坐和至善坐为最佳姿势。

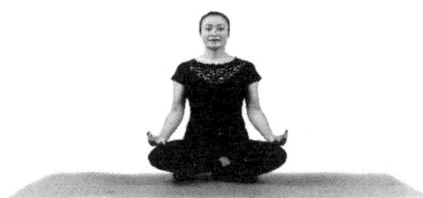

图2-3　半莲花坐

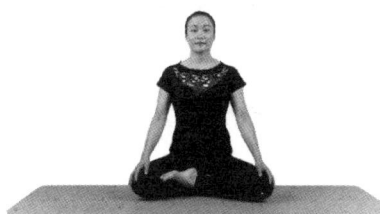

图2-4　简易坐

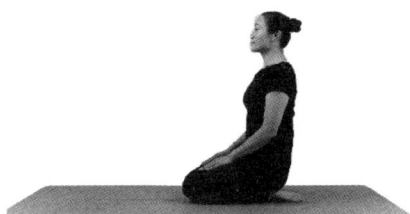

图2-5　金刚坐

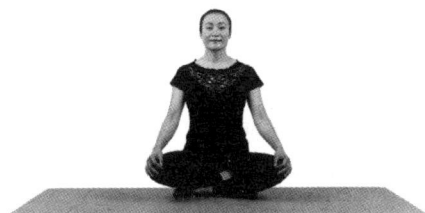

图2-6　至善坐

（一）建议

（1）身体虚弱的人，可以尝试坐在椅子上练习，脊柱保持向上伸展，大腿与地面平行，双脚平放在地面。

（2）初学者可以尝试靠着墙练习，以骶骨的位置和上背部靠着墙，腰部离开墙壁。

（二）注意事项

（1）在所有的坐姿中，肩胛骨都要下沉，远离脊柱，向两侧打开，胸部自腋窝处向上提拉。

（2）初学者尽可能采用简易坐和跪坐的姿势，避免拉伤。

四、基本的瑜伽呼吸法

（一）自然呼吸

自然呼吸，体会呼吸的感觉、节奏。

1. 练习步骤

身体处于自然的状态，专注于吸气、呼气即可，不需要身体配合，在自然的状态下关注呼吸的过程。

2. 功效

保持身心安静、情绪稳定，提高呼吸效率和专注力。

3. 注意事项

让身体保持放松状态。

（二）腹式呼吸

腹式呼吸又叫横膈膜呼吸，利用腹部扩张、收缩的能力强化呼吸能力，如图 2-7。

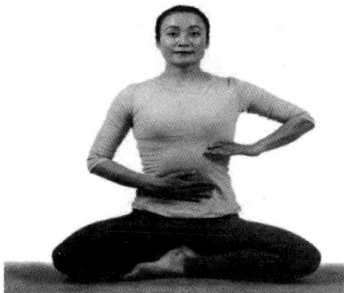

图 2-7 腹式呼吸

1. 练习步骤

（1）坐姿准备，用鼻子呼吸，双手一上一下指尖相对置于腹部和肋角。

（2）吸气时，腹部放松，感觉将气体吸入肺部的底端。呼气时，腹部发力将气体往外推送。

2. 功效

让呼吸的时间和周期变长、有规律，按摩腹部内的器官，增加肺活量，促进全身血液循环。

3. 注意事项

空腹练习最佳，哮喘者不适合该练习。

（三）胸式呼吸

胸式呼吸顾名思义就是胸腔在运动，利用胸腔的扩张来扩张肺部，因此，呼吸多发生在肺部的上、中部，如图 2-8。

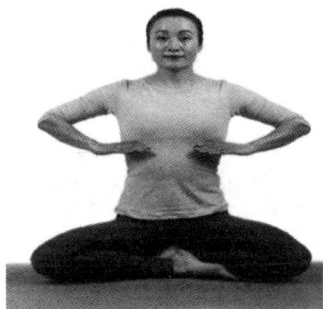

图 2-8　胸式呼吸

1. 练习步骤

（1）采用坐姿或者站姿，腰背挺直，双手放到胸部下侧的肋骨上，体会肋骨起伏和气流涌动的感觉。

（2）用鼻子呼吸，吸气时胸部隆起，肋骨向上、向外扩张，腹部不动。继续呼气，胸部放松，肋骨向内、向下收缩。一组5~8次。

2. 功效

运用胸式呼吸可加强呼吸肌的肌力，提升心肺功能，改善血液循环。

3. 注意事项

练习者一开始可能会有不舒适感，可以放慢节奏。

（四）完全式呼吸

完全式呼吸，指将腹式呼吸和胸式呼吸结合起来，可以调动腹腔和胸腔内所有呼吸肌的呼吸方法，其功效和呼吸深度会强于腹式呼吸，如图2-9。

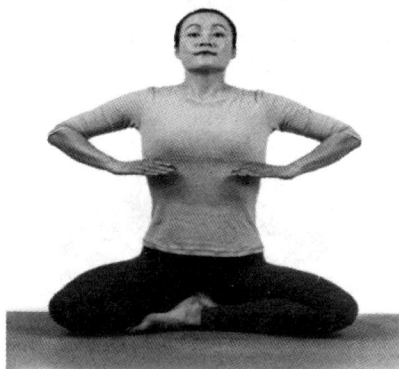

图2-9 完全式呼吸

1. 练习步骤

采用坐姿或站姿，使用腹式呼吸吸气，停顿，使用胸式呼吸继续吸气，借助胸腔外扩的能力增加肺部的扩张，直至整个身体膨胀，停顿，呼气放松，重复7~14次。

2. 功效

长时间练习可以改善呼吸功能。

3. 注意事项

在熟练掌握腹式呼吸和胸式呼吸后才可练习完全式呼吸，否则容易出现呼吸不顺和胸闷现象。

（五）左右鼻孔交替呼吸

左右鼻孔交替呼吸，不仅可以清洁我们的鼻腔，还能改善我们的呼吸系统，如图 2-10 和图 2-11。

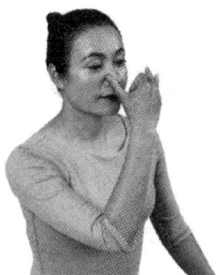

图 2-10 左鼻孔呼吸   图 2-11 右鼻孔呼吸

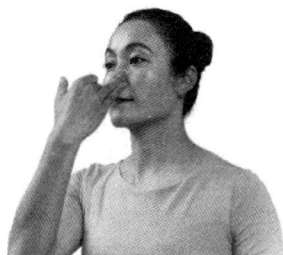

1. 练习步骤

（1）坐姿准备。

（2）第一阶段：首先用右手拇指按压右鼻孔，控制左鼻孔呼吸，缓慢吸气和呼气。呼吸 5 次后，换右鼻孔呼吸 5 次。

（3）第二阶段：左鼻孔吸气→右鼻孔呼气→右鼻孔吸气→左鼻孔呼气，重复 5 次之后用双鼻孔呼吸 5 次。

（4）第三阶段：左鼻孔吸气→屏气→右鼻孔呼气→右鼻孔吸气→屏气→左鼻孔呼气，重复 5 次之后用双鼻孔呼吸 5 次。

（5）第四阶段：左鼻孔吸气→屏气→右鼻孔呼气→屏气→右鼻孔

吸气→屏气→左鼻孔呼气→屏气，重复 5 次之后用双鼻孔呼吸 5 次。

2. 功效

（1）调节人体阴阳平衡。

（2）使人心神专一。

3. 注意事项

（1）姿势要稳定，精神专注，练习之前要先练习常规的呼吸法。

（2）高血压患者只练习第一与第二阶段。

（3）女性在生理期内不宜练习。

拓展2

调息法的功能与作用

调息法就是呼吸调控，呼吸调控的三个重要部分为呼气、吸气和屏气。适当的呼吸调控能使脉搏稳定而有节律地跳动，身体变得柔软灵活，面色红润。

第三章　基础坐姿：智慧沉淀

> 所有的坐立体式使臀部、膝盖、脚踝以及腹股沟的肌肉变得有弹性。
>
> ——艾扬格

引言

优雅的坐姿给人以文雅、稳重、自然大方的美感。无论是伏案学习，还是与朋友会谈，都离不开坐。在瑜伽体式练习中，坐姿是重要的开始姿势，是瑜伽练习者必须掌握的基本动作，所以选择一个让呼吸顺畅并且身体舒适的坐姿尤为重要。在练习瑜伽呼吸、伸展脊柱、侧弯、头部练习中基本上是采用坐姿，瑜伽坐姿从低难度到高难度总体上有这样几个：简易坐、至善坐、半莲花坐、全莲花坐、金刚坐等。坐姿虽是基础动作，相对简单，但是也有很多注意事项，下面就进行详细的介绍，练习者可以根据自己的情况选择。

学习目标

（1）认知目标：掌握基础坐姿的练习步骤、功效和注意事项。

（2）技能目标：通过基础坐姿的练习，掌握其练习要求。

（3）情感目标：缓解紧张的情绪，增强自信心。

学习重点 坐姿体式的练习步骤。

学习难点 在练习过程中，动作与呼吸相互配合。

一、山式坐姿

1. 练习步骤

（1）坐在瑜伽垫上，双手放于体侧，腰背伸直，双腿并拢，勾脚尖，目视前方，如图 3-1。

（2）保持 3~5 个自然呼吸，然后还原。

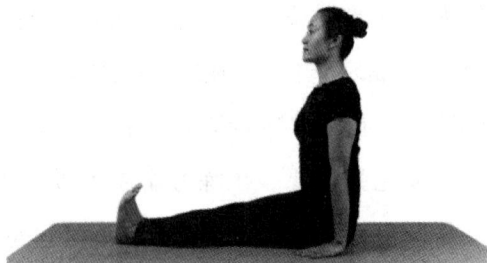

图 3-1 山式坐姿

2. 功效

（1）使脊柱与骨盆处于正位，放松身心。

（2）拉伸大腿后侧肌肉和跟腱。

3. 注意事项

（1）勾脚尖，腰背挺直。

（2）目视正前方。

二、简易坐

1. 练习步骤

（1）山式坐姿准备。双腿收回交叉，双脚分别置于大腿或膝下，双手掌心向下，自然落于膝上，脊柱向上伸展，目视前方或微闭双眼，如图 3-2。

（2）将意识放在呼吸上，保持呼吸顺畅。

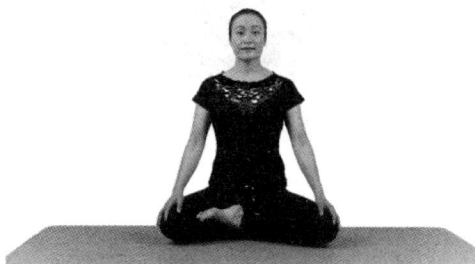

图 3-2 简易坐

2. 功效

（1）提升髋、膝、踝关节的灵活性。

（2）镇定安详，提升生命之气。

3. 注意事项

（1）髋外展，脊柱中正，肩部后展下沉。

（2）不要弓背或者身体前倾。

三、至善坐

1. 练习步骤

（1）双腿伸直、背部挺直，然后弯曲右腿，将脚跟放在对侧腹股沟处，左右脚跟上下重叠，双手成智慧手印放在双膝上，掌心向下，如图3-3。

（2）将意识放在呼吸上，保持呼吸顺畅。

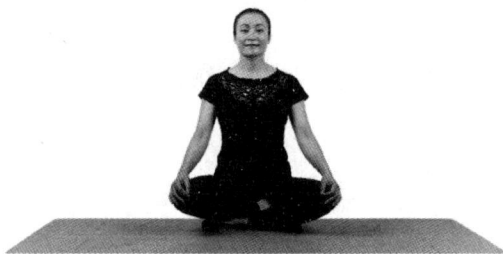

图3-3 至善坐

2. 功效

（1）促进骨盆区域的血液循环。

（2）提升下肢关节的灵活性，放松身心。

3. 注意事项

（1）两脚跟上下重叠。

（2）腰背挺直。

（3）将意识放在呼吸上，保持呼吸顺畅。

四、金刚坐

1. 练习步骤

跪姿准备。双膝、双脚拇指并拢，脚跟分开，臀部坐于两脚跟之间，双肩自然下沉，双手放在大腿前侧，目视前方，如图 3-4。

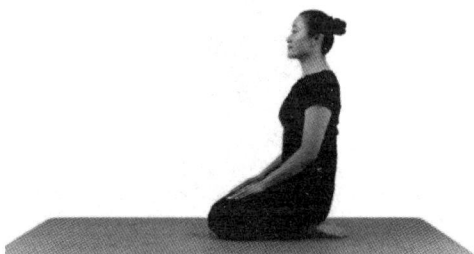

图 3-4 金刚坐

2. 功效

（1）促进骨盆区域血液循环，有助于消化。

（2）提升下肢关节的灵活性，安定情绪 。

3. 注意事项

（1）臀部在两脚跟之间，腰背挺直。

（2）脚踝受伤者不宜练习此体式。

五、半莲花坐

1. 练习步骤

（1）山式坐姿准备。屈右膝，脚跟靠近对侧腹股沟，屈左膝，左脚背置于右大腿根部，脊柱向上伸展，双手成智慧手印，双眼微闭，双膝贴近地面，如图 3-5。

（2）将意识放在呼吸上，保持呼吸顺畅。

2. 功效

（1）促进骨盆区域血液循环，提升下肢关节的灵活性。

（2）安定情绪，提升生命之气。

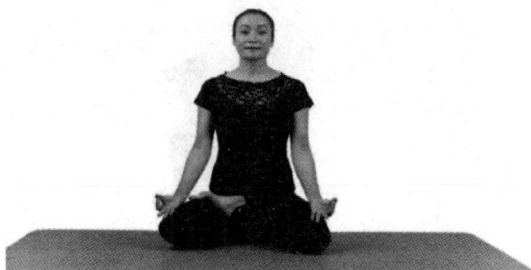

图 3-5 半莲花坐

3. 注意事项

（1）脚跟靠近对侧腹股沟。

（2）双膝贴近地面，腰背挺直。

六、全莲花坐

1. 练习步骤

（1）山式坐姿准备。将左脚放在右大腿根部，右脚放在左大腿根部，尽量将双膝贴向地面，腰背伸展，如图 3-6。

（2）保持 3~5 个自然呼吸，然后还原。

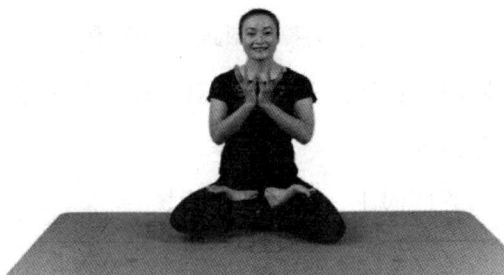

图 3-6 全莲花坐

2. 功效

（1）促进骨盆区域的血液循环，提升下肢关节的灵活性。

（2）安定情绪，增强意识，焕发神经系统的活力。

3. 注意事项

（1）髋部打开，膝关节不要离开地面过高，双肩下沉。

（2）膝关节受伤者不宜练习此体式。

拓展 3

瑜伽体式的定义

瑜伽体式的梵文为 asana，其意义为在某个舒适的动作或姿势上维持一段时间。本书将其理解为瑜伽体系中的一部分，是为了配合呼吸与冥想而形成的一种身体姿势练习方式。

第四章　跪姿体式：生命初翔

瑜伽不是简单的伸展练习，它是一种生活的哲学，教人如何实现心的宁静，从而帮助全身能量运行畅通。

——艾扬格

引言

在瑜伽体式中，跪姿体式是非常重要的一类。不同的体式对身体的作用不尽相同，不同的瑜伽跪姿体式对膝关节有不同程度的作用。膝关节是我们人体独特的滑车关节，如果我们长时间做下蹲一类的动作，膝关节就会跟轴承一样产生磨损，出现疼痛的感觉，多练习一些瑜伽跪姿体式可缓解膝关节疼痛。在冬天，"冻手冻脚"是我们很多人的感受，女性更加明显，这很可能是腿部气血瘀滞导致的。想在冬天让双手双脚暖和起来，就可以经常练习一些跪姿体式。让我们在跪姿体式的练习中去感受大自然赋予我们的能量，让我们对生命充满敬畏，更加顽强，更加坚定！

学习目标

(1) 认知目标：掌握跪姿体式的练习步骤、功效和注意事项。

(2) 技能目标：能够配合呼吸正确做出跪姿体式。

(3) 情感目标：培养良好的心态。

学习重点 掌握跪姿体式的细节。

学习难点 在练习过程中，动作与呼吸相互配合。

一、四角板凳式

1. 练习步骤

(1) 金刚坐准备。双手放在肩膀正下方，与肩同宽；双膝跪地于臀部正下方，与髋同宽，脚背压实地面，大腿、手臂垂直于地面，收腹，如图4-1。

(2) 保持3~5个自然呼吸，然后还原。

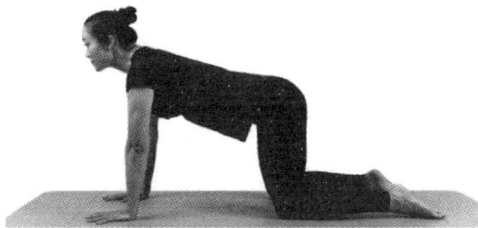

图4-1　四角板凳式

2. 功效

(1) 建立核心基础，稳定根基。

（2）拉伸背部，强化腕关节。

3. 注意事项

（1）收紧腰背核心，不塌腰。

（2）手臂、大腿垂直于地面。

二、猫伸展式

1. 练习步骤

（1）四角板凳式准备，吸气，伸展腰背，呼气，收腹、弓背，眼看肚脐，如图4-2。

（2）做3~5个动态练习，然后还原。

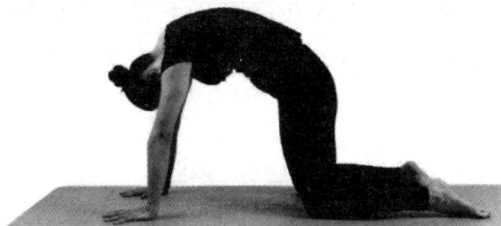

图4-2 猫伸展式

2. 功效

（1）提升脊柱的柔韧性，放松肩颈。

（2）充分伸展腰背部，消除疲劳。

3. 注意事项

（1）手臂、大腿垂直于地面。

（2）不耸肩，伸展时脚背压实地面。

三、虎式

1. 练习步骤

（1）四角板凳式准备，吸气，伸展腰背，抬左腿，右手向上、向前伸直，如图4-3。

（2）呼气，弓背收手肘、收腿，肘膝相触。

（3）左、右各做3~5个动态练习，然后还原。

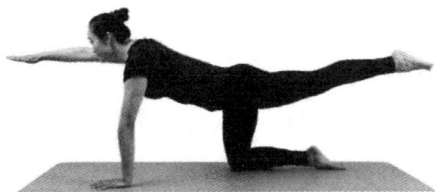

图4-3 虎式

2. 功效

（1）提升脊柱的柔韧性，放松肩颈。

（2）增强手臂、腿部及臀部的力量。

3. 注意事项

（1）骨盆中正，抬脚掌和枕骨相对。

（2）肘尖触膝，手臂、支撑腿的大腿垂直于地面。

四、婴儿式

1. 练习步骤

（1）金刚坐准备，髋屈曲，腹部贴在大腿前侧，前额触地，双手平置在小腿两侧，掌心向上，如图4-4。

（2）保持3~5个自然呼吸，然后还原。

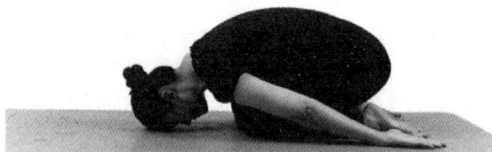

图 4-4 婴儿式

2. 功效

（1）放松全身，缓解身体疲劳。

（2）拉伸、放松腰背部的肌肉。

3. 注意事项

（1）腰背保持伸展。

（2）若感觉呼吸不畅，可以将双膝略分开。

五、叩首式

1. 练习步骤

（1）金刚坐准备。髋屈曲，腹部贴在大腿前侧，前额触地，双手平置在小腿两侧，掌心向上，如图 4-5①。

（2）重心前移，抬起臀部直至大腿垂直于地面，头部触地，如图 4-5②。

（3）保持 3~5 个自然呼吸，然后还原。

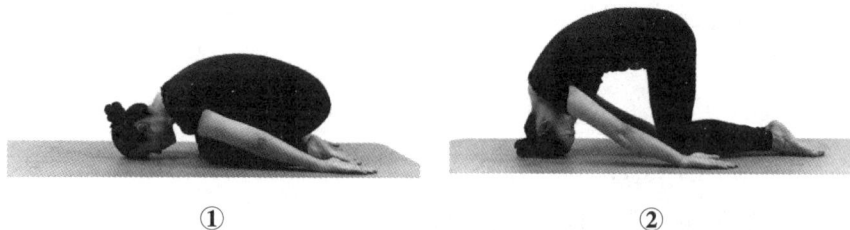

①   ②

图 4-5 叩首式

2. 功效

（1）改善头疼、失眠症状。

（2）促进头部血液循环，是练习头倒立的基础体式。

3. 注意事项

（1）大腿垂直于地面，双臂伸直，保持颈椎、脊柱均匀伸展。

（2）高血压、眩晕或头部有外伤者，不宜练习此体式。

六、大拜式

1. 练习步骤

（1）金刚坐准备。吸气，双手高举过头顶，髋屈曲，上体自然前俯。呼气，双手（前臂）放于地面，掌心向下，前额触地，双眼微闭，如图4-6。

（2）保持3~5个自然呼吸，然后还原。

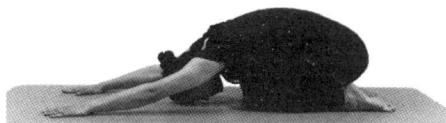

图4-6　大拜式

2. 功效

（1）放松全身，按摩腹部内脏。

（2）促进背部伸展。

3. 注意事项

（1）双膝可略分开，身体舒展前伸。

（2）臀部尽量靠近脚跟。

拓展 4

被动练习与主动练习的区别

　　"被动练习"指使用辅具的瑜伽练习，这有助于提升练习者内心的平静感、耐心以及持久力。"主动练习"，如字面所示的那样更有力量，通常指无辅具的经典体式练习。

第五章　前屈体式：谦卑敬畏

体式不是一系列机械的身体动作，它们具有一种内在的逻辑。

——艾扬格

引言

前屈，深深地弯腰，看起来似乎是妥协，然而那深沉又谦卑的一刻是为了告诉我们冷静，再冷静，然后挺胸、吸气，望向远方的苍穹，心境将会进入另一种神秘、美丽的境界。那些真正具有顽强不屈精神的人，随时都能把自己调整成心境平和的状态，弯一次腰没关系，只是为了下一次站得更高，看得更远。时光飞驰而过，如果我们能在现实中坦然面对，不逃避，那么没有什么是不可能的，接受命运，努力让未来更加美好，我想，这就是练习瑜伽前屈体式的意义。

学习目标

（1）认知目标：掌握前屈体式的练习步骤、功效和注意事项。

（2）技能目标：能够配合呼吸正确做出前屈体式。

（3）情感目标：培养面对困难顽强不屈的精神。

学习重点　前屈体式的练习步骤。

学习难点　在练习过程中，动作与呼吸相互配合。

一、直角式

1. 练习步骤

（1）山式站姿准备。吸气，双手高举过头顶。呼气，髋屈曲，躯干、手臂、头部与地面平行，如图 5-1。

（2）保持 3~5 个自然呼吸，然后还原。

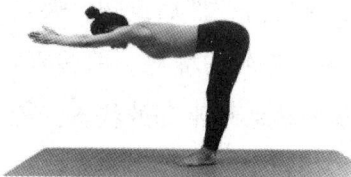

图 5-1　直角式

2. 功效

（1）矫正驼背、脊柱弯曲等不良体态。

（2）增强肩部力量，缓解肩部紧张。

3. 注意事项

（1）躯干、手臂、头和地面平行。

（2）双膝不可过伸。

二、站立前屈

1. 练习步骤

（1）山式站姿准备，双脚分开。吸气，双手举过头顶，伸展脊柱。呼气，髋屈曲，双手放在双脚前侧，如图 5-2①。或者双手环抱小腿，如图 5-2②。

（2）保持 3~5 个自然呼吸，然后还原。

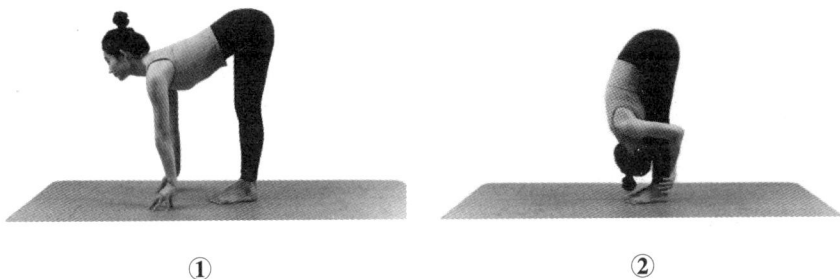

①　　　　　　　　　　　②

图 5-2　站立前屈

2. 功效

（1）增强腰腹器官的功能，促进消化。

（2）拉伸背部和腿后侧肌肉群。

3. 注意事项

（1）双手环抱小腿，肘部指向后方（此条只针对图 5-2②）。

（2）背部平展，下肢垂直于地面，膝关节避免过伸。

三、鸵鸟式

1. 练习步骤

（1）山式站姿准备，双脚分开。吸气，双手举过头顶，伸展脊柱。呼气，髋屈曲，双手掌心向上放在双脚脚底，如图5-3。

（2）保持3~5个自然呼吸，然后还原。

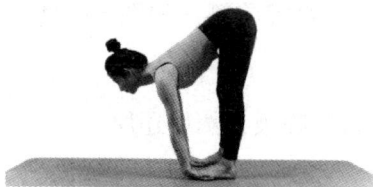

图5-3 鸵鸟式

2. 功效

（1）提升脊柱的柔韧性，锻炼背部肌肉。

（2）拉伸大腿后侧的肌肉。

3. 注意事项

（1）背部要保持平直伸展。

（2）高血压、低血压患者及有眩晕症者，不宜练习此体式。

四、坐立背部伸展

1. 练习步骤

单腿背部伸展：

（1）山式坐姿准备。屈左膝，左脚抵住对侧腹股沟，吸气，双手举过头顶，掌心相对，如图5-4①。

（2）呼气，双手带动身体向下贴近大腿，手越过脚掌，如图 5-4②。

（3）保持 3~5 个自然呼吸，吸气，还原。做另一侧的练习。

①　　　　　　　　　　　　　②

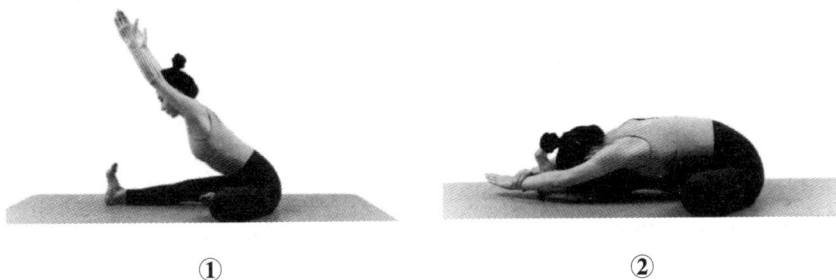

图 5-4　单腿背部伸展

双腿背部伸展：

（1）山式坐姿准备。吸气，双手举过头顶，掌心相对，如图5-5①。

（2）呼气，双手带动身体向下贴近大腿，手越过脚掌，如图5-5②。

（3）保持 3~5 个自然呼吸，吸气，还原。

①　　　　　　　　　　　　　②

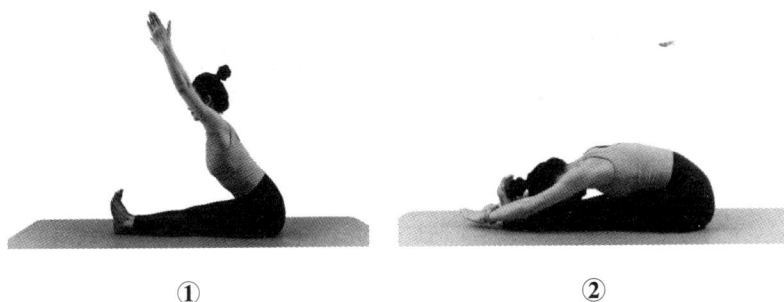

图 5-5　双腿背部伸展

2. 功效

（1）拉伸腿后侧和臀部的肌肉。

（2）缓解腰背部疼痛。

3. 注意事项

（1）不含胸弓背，保持自然呼吸，不憋气。

（2）在练习中可以用弹力带、抱枕辅助。

五、坐角式

1. 练习步骤

（1）山式坐姿准备。双腿向两侧分开，吸气，双手置于体前，如图5-6①。

（2）呼气，双手抓住双脚拇指，躯干前屈，胸部、腹部、额头贴地，如图5-6②。

（3）保持3~5个自然呼吸，然后还原。

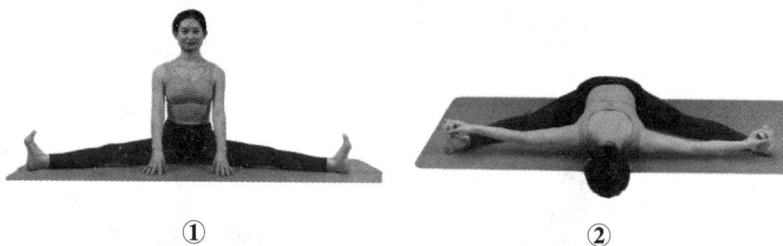

①　　　　　　　　　　　　②

图5-6　坐角式

2. 功效

（1）锻炼髋关节的灵活性，拉伸腿部内侧和后侧的肌肉。

（2）促进骨盆区域血液循环。

3. 注意事项

（1）头部、颈部、躯干在同一平面。

（2）脚尖向上，双腿分开至极限。

六、束角式

1. 练习步骤

（1）山式坐姿准备。屈双膝，脚掌相合，脚跟靠近对侧腹股沟，十指交叉握脚背，如图5-7①。

（2）吸气，伸展脊柱，呼气，身体前屈，前额、前臂、双肘和双膝着地，如图5-7②。或者将手臂向前伸展，如图5-7③。

（3）保持3~5个自然呼吸，然后还原。

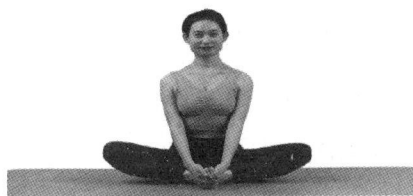

①

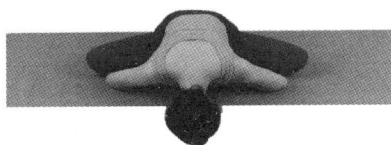

②

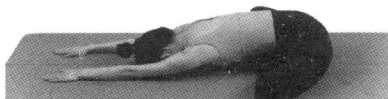

③

图5-7　束角式

2. 功效

（1）促进骨盆和腹部区域的血液循环。

（2）缓解坐骨神经痛。

3. 注意事项

（1）坐骨下压，脚跟靠近对侧腹股沟。

（2）背部充分伸展，前额、前臂、双肘和双膝着地。

拓展 5

区分健康与不健康的疼痛

　　健康的疼痛产生于动作幅度的加大，是一种自然的疼痛，不妨碍我们的日常生活，是无害的，练习者可继续练习。不健康的疼痛会持续很长时间，妨碍我们的练习和日常生活。有时，疼痛会扰乱生理功能甚至神经系统，从而引起心情不安、紧张和抑郁，这些是练习中的危险信号，此时练习强度应该降低。

第六章　后弯体式：敞开心扉

> 瑜伽不是一剂神奇的良药，不可能让人摆脱所有的压力，但它却对减轻压力有所帮助。
>
> ——艾扬格

引言

大学生要想培养高雅的气质，不仅要依靠自己的外表，还要修炼自己的内心。每个人都渴望成为美貌与气质并存的人，练习瑜伽后弯体式不仅可以提升我们的气质，还可以塑形，矫正不良体态，让我们的身姿更加挺拔。

学习目标

（1）认知目标：掌握后弯体式的练习步骤、功效和注意事项。

（2）技能目标：能够配合呼吸正确做出后弯体式。

（3）情感目标：培养积极乐观的心态。

学习重点 后弯体式的练习步骤。

学习难点 练习后弯体式时安全感的建立。

一、展臂式

1. 练习步骤

（1）山式站姿准备。吸气，双手自体侧向上，掌心相对，如图6-1①。

（2）呼气，肩胛骨下沉，以腰为轴，双臂带动胸腔展开，颈部舒展，如图6-1②。

（3）保持3~5个自然呼吸，吸气，上体回正，呼气，双手落于身体两侧，还原。

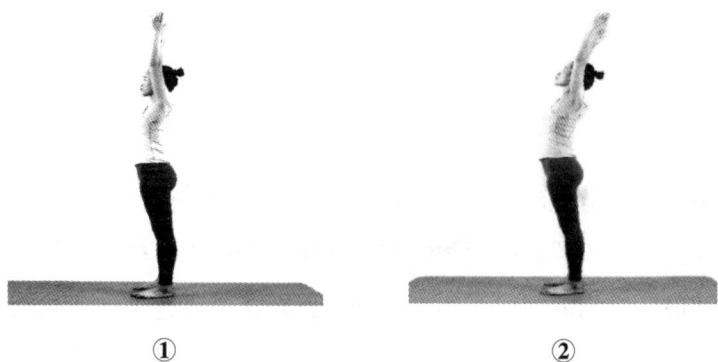

①   ②

图6-1 展臂式

2. 功效

（1）提升脊柱的柔韧性。

（2）提升肩关节的灵活性。

（3）按摩腹部器官，促进消化。

3. 注意事项

（1）身体挺直，骨盆中正。

（2）肩膀放松下沉。

二、新月式

1. 练习步骤

（1）山式站姿准备。呼气，前屈，双手手掌压实地面，左脚向后撒一大步，右膝弯曲，但不超过右脚脚尖。然后双臂上举合掌，左腿伸直，脚背压地，臀部保持中正，如图 6-2①。

（2）吸气，双臂带动脊柱向上伸展，到上体处于正位。呼气，双臂带动胸腔向后伸展，如图 6-2②。保持 3~5 个自然呼吸。

（3）吸气，双臂带动上体回到正位。呼气，还原。换反方向练习。

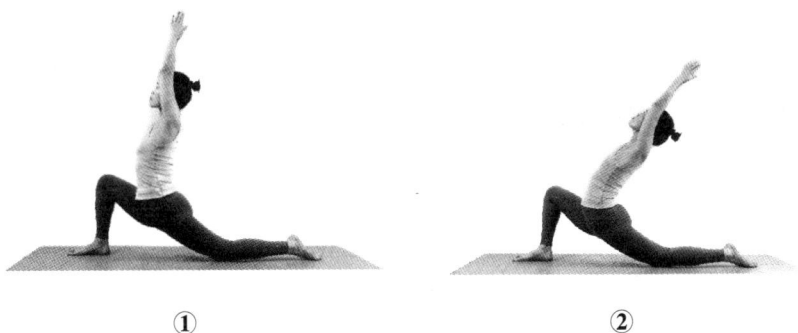

① ②

图 6-2 新月式

2. 功效

（1）强健脚背和小腿前侧的肌肉。

（2）拉伸和强健大腿肌肉。

（3）打开髋部的同时，强健背部，提升肩关节的灵活性。

3. 注意事项

（1）前腿的膝关节不超过脚尖。

（2）脊柱充分向上伸展后，再向后伸展，防止腰椎被挤压。

三、蝗虫式

1. 练习步骤

（1）俯卧，双脚分开与髋同宽，脚尖点地，双手五指打开放在胸腔的两侧，掌心向下，前额触地，如图6-3①。

（2）吸气，头部、胸腔、大腿同时抬离地面，掌心相对，注意腹部贴地，如图6-3②。保持3~5个自然呼吸。

（3）呼气，放松身体，还原。

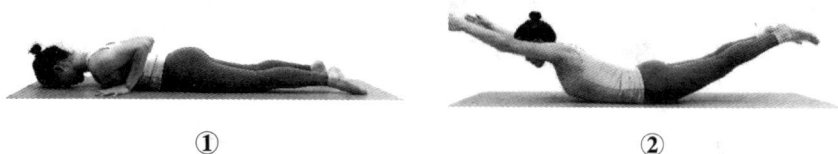

①   ②

图6-3　蝗虫式

2. 功效

（1）锻炼脊柱周围的肌肉。

（2）缓解下背部疼痛和改善圆肩驼背。

（3）按摩腹部器官，促进消化。

3. 注意事项

（1）腰部疼痛者在练习时，要保持腰椎的稳定，不需要充分抬高头部、胸腔、大腿，保持手与脚的伸展，避免后弯挤压过度。

（2）如果手臂抬不动，可调整手臂的位置，如果觉得下腹部不舒服，可在腹部及以下部位垫毛毯。

四、眼镜蛇式

1. 练习步骤

（1）俯卧，双脚分开与髋同宽，脚尖点地，双手五指打开放在胸腔的两侧，掌心向下，前额触地，如图6-4①。

（2）呼气，抬头挺胸，利用双手推地的力量，使身体向前、向上伸展，如图6-4②。保持3~5个自然呼吸。

（3）呼气，还原。

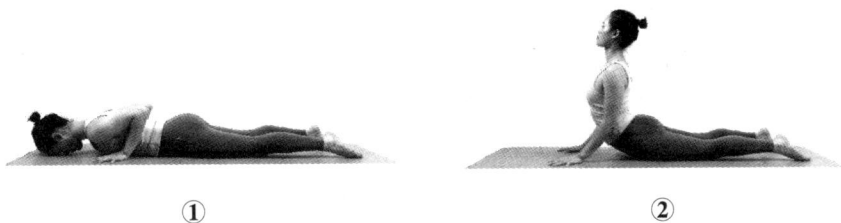

① ②

图 6-4 眼镜蛇式

2. 功效

（1）提升脊柱的柔韧性，使脊椎恢复活力。

（2）缓解腰部疼痛、坐骨神经痛。

（3）拓展胸腔，增加肺部的弹性。

3. 注意事项

（1）背部受伤或者疼痛者，不宜练习此体式。

（2）双肩后展下沉。

五、骆驼式

1. 练习步骤

（1）跪立，双脚分开与肩同宽，双手扶住腰部，腰背挺直，目视前方。

（2）吸气，双手扶住腰部，放松头部，头后仰，髋部前送，脊柱向后弯曲，胸腔打开，头向天花板方向倾斜约45°。

（3）呼气，右手扶在右脚跟上，大腿尽量垂直于地面，脚背压实地面。吸气，将左手向上伸展，拇指与食指相贴。如果身体完成这一步比较轻松的话，呼气，左手向下扶在左脚跟上，如图6-5。

（4）保持3~5个自然呼吸。吸气，右手扶在腰部，左手带动身体还原。换反方向练习。

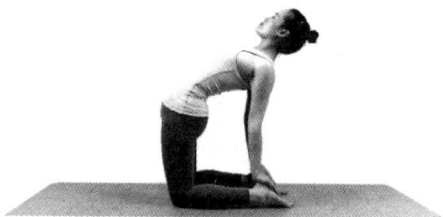

图6-5 骆驼式

2. 功效

（1）提升脊柱的柔韧性，扩展胸部，增加肺活量。

（2）矫正驼背，预防乳房下垂。

（3）强健腹肌，伸展骨盆，调理内脏，促进消化，改善便秘，保养女性生殖系统。

3. 注意事项

（1）高血压患者或背部有疾病者，在练习前应咨询医生。

（2）甲状腺疾病患者，不宜练习此体式。

（3）在练习时，不要过度挤压腰椎，以免伤害身体。

六、鱼式

1. 练习步骤

（1）仰卧，双腿伸直并拢，双臂伸直贴近身体两侧，如图6-6①。呼气，将下巴靠近锁骨并使后脑勺离开地面，眼睛看自己的脚趾。此时用双肘撑地使背部离地，抬起下巴让头部后仰并让头顶贴地。

（2）保持双手和肘关节靠近身体并紧贴地面。

（3）上体成反弓形。头顶贴地，头部后抑，双肩和胸腔打开，如图6-6②。

（4）保持3~5个自然呼吸。

（5）吸气，手肘支撑退出体式，还原。

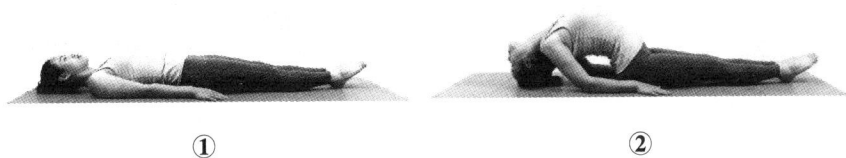

①   ②

图6-6 鱼式

2. 功效

（1）拉伸腹肌和颈部肌肉。

（2）按摩腹部器官。

（3）强健上背部肌肉和颈部后侧肌肉。

3. 注意事项

（1）高血压患者或者低血压患者，不宜练习此体式。

（2）偏头痛、失眠，或者有严重的腰部、颈部损伤者，不宜练习此体式。

七、轮式

1. 练习步骤

（1）仰卧，屈膝，将脚跟收回，脚底踩实地面，双手放在头部两边，掌心平贴地面，指尖向着脚的方向，如图6-7①。

（2）吸气，双手支撑，双脚蹬地，将髋部与腹部向上抬起。

（3）头部后仰，双手、双腿用力推地，如图6-7②。

（4）保持3~5个自然呼吸。

（5）弯曲双肘，慢慢把头放低到地面上，接着上背部贴地，缓慢还原。

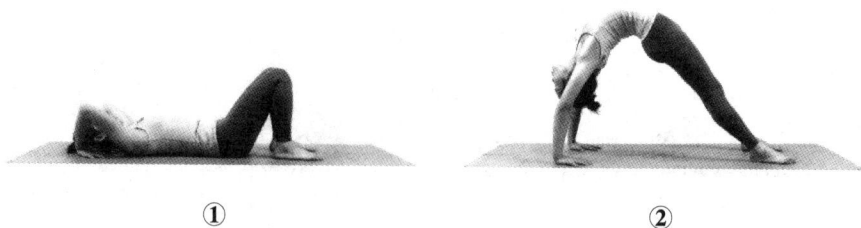

①   ②

图6-7　轮式

2. 功效

（1）收紧大腿和臀部的肌肉，增强背部和手臂的力量。

（2）提升颈部、胸部和肩部的柔韧性。

（3）塑造良好的体态，预防驼背，增加骨密度，预防骨质疏松症。

3. 注意事项

（1）双膝不要向外分开，防止膝关节损伤。

（2）脊柱伸展，胸腔打开，为腰椎创造稳定的空间，从而保护腰椎不受伤害。

（3）后弯是最容易受伤的练习姿势，要遵循科学的练习方法，循序渐进，由简到难，量力而行。

八、弓式

1. 练习步骤

（1）俯卧，屈膝，双膝分开与髋同宽。双臂内旋向后，双手从脚背的外侧抓住脚背或者脚踝，如图6-8①。

（2）臀肌收紧，用小腿向后、向上的力量，带动整个身体向后、向上，呈现弓的形状，如图6-8②。

（3）保持3~5个自然呼吸。

（4）呼气，松开双手，还原。

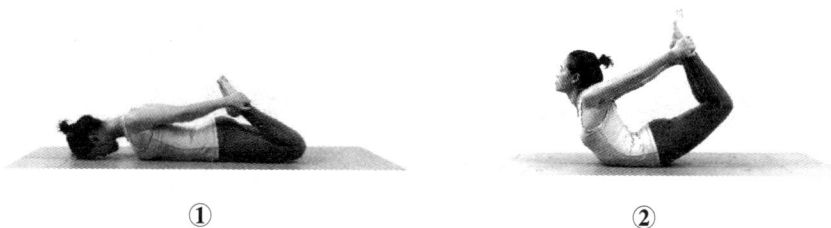

①　　　　　　　　　　　②

图6-8　弓式

2. 功效

（1）塑造臀部肌肉线条，预防臀部下垂，增强大腿的力量，减少背部的多余脂肪。

（2）刺激内分泌系统。

（3）辅助治疗胃病，促进消化。

3. 注意事项

（1）甲状腺肿大和肠胃不适的人，不宜练习此体式。

（2）颈部伸展时，不要过度仰头，面部放松，避免颈椎过度紧张。

（3）在撑起自己的身体完成动作后，要保持前后左右的平衡，不要摇晃或歪斜。

九、鸽王式

1. 练习步骤

（1）跪立，双膝分开与髋同宽，屈右膝，右脚靠近左侧腹股沟，左脚向身体正后方伸直，脚背压地。髋部朝向正前方，如图 6-9①。

（2）屈左膝，左脚向上靠近身体，吸气，双手向上伸展，呼气，屈肘，双手抓住左脚，如图 6-9②。保持 3~5 个自然呼吸。

（3）吸气，还原。换反方向练习。

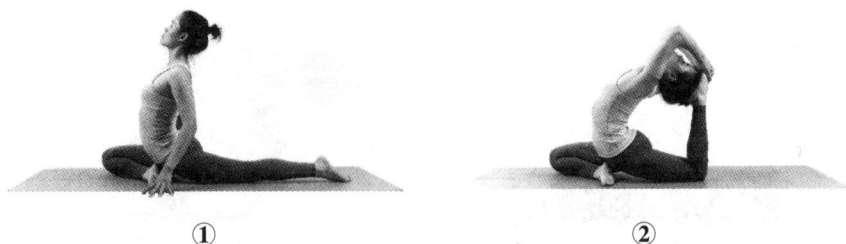

① ②

图 6-9 鸽王式

2. 功效

（1）塑造大腿前侧和小腿的肌肉线条，让肌肉结实有弹性，使腰身更柔软、纤细。

（2）按摩腹部器官，缓解生理期不适。

（3）辅助治疗低血压，改善内分泌系统功能。

3. 注意事项

（1）膝部、髋部、背部或肩部受伤者，不宜练习此体式。

（2）由于脊柱和胸部完全伸展，呼吸会变得急促和困难，因此这个体式不宜保持过长时间。

拓展6

瑜伽体式的奥秘

练习瑜伽体式可加深练习者对身体、心理、呼吸以及它们之间关系的理解，探索自己的身体能力和心理能力之间的联系。

第七章　侧弯体式：减脂塑形

> 瑜伽虽然不具有竞技性，却颇富挑战性。这是对我们的意志力的挑战，是一场自我与身体之间的角逐。
>
> ——艾扬格

引言

在日常生活中，练习者不妨多做些侧弯体式和呼吸练习，这有助于加深自己的呼吸。呼吸节奏调整好了，练习瑜伽对练习者整个身体系统就会有更大的作用。

在侧弯时，练习者会交替拉伸身体两侧，配合深呼吸拉伸肋间肌，打开胸腔，这样就能激活脊柱周围的肌肉。但练习者在做侧弯体式时，要注意左右侧拉伸的时间要均等，幅度要一致，避免人为造成脊柱侧弯。同时注意脊柱保持中立，勿过度伸展，防止受伤。侧弯体式都要求横向扭转上体，这有助于改善内脏器官的功能，因此可以每日练习。

学习目标

（1）认知目标：掌握侧弯体式的练习步骤、功效和注意事项。

（2）技能目标：能够配合呼吸正确做出侧弯体式。

（3）情感目标：在练习中体验放松的感觉，让身心回归安宁与平静。

学习重点 侧弯体式的练习步骤。

学习难点 在练习过程中，动作与呼吸相互配合。

一、风吹树式

1. 练习步骤

（1）山式站姿准备。

（2）吸气，双臂举过头，两掌相对。呼气，身体保持在一个垂面，以髋部、臀部为轴向左弯，如图7-1。保持3~5个自然呼吸。

（3）吸气，上体回正，呼气，换反方向练习。

2. 功效

（1）有助于提升身体的灵活性，减少腰侧的多余脂肪。

（2）提升腰部、髋部和肩部的柔韧性。

（3）补充精力，驱散睡意，促进消化和排泄。

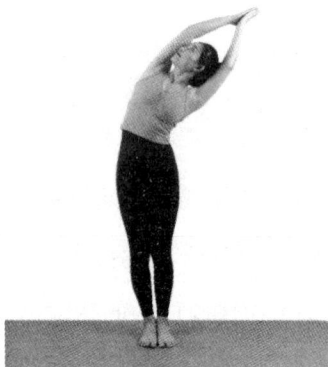

图 7-1 风吹树式

3. 注意事项

（1）做这个体式，身体要中正。初学者可以靠在墙上练习，保证肩、手臂、脚跟、臀、枕骨都靠在墙面上。

（2）动作和呼吸协调一致，这能给练习者带来身心和谐的感受，为了保持姿势稳定，在整个练习中，双脚要均匀压地，核心和臀部要收紧。

二、三角伸展式

1. 练习步骤

（1）山式站姿准备。吸气时，双脚分开两个半肩宽，双手侧平举。

（2）呼气，髋部保持不动，身体向右、向下，身体保持在一个垂面，右手放于小腿外侧，目视左手指尖，如图 7-2。

（3）保持 3~5 个自然呼吸。可以伴随吸气身体向上伸展，呼气时放松，再次向右、向下，加强对左侧腰的拉伸。

（4）吸气，上体回正，缓慢退出体式，换反方向练习。

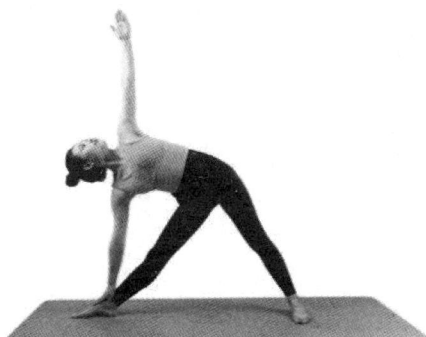

图 7-2　三角伸展式

2. 功效

（1）增强腿部肌肉的力量，改善腿部和臀部的僵硬状态，纠正不良腿型。

（2）拉伸侧腰，减少腰侧的多余脂肪，减轻背痛。

（3）刺激神经系统，缓解沮丧情绪和生理期不适，提升视力和专注力。

3. 注意事项

（1）手的位置应该视练习者的身体情况或练习基础而定，在确保体态端正、脊柱伸展的情况下，可将手放在小腿、脚踝或地面上。

（2）颈部如有不适，在眼睛看向指尖时，可适当减小颈部旋转的角度。

三、侧角伸展式

1. 练习步骤

（1）山式站姿准备，双腿尽量分开。

（2）双手侧平举与肩同高，手心向下，右脚向外打开约 90°，右膝弯曲，大腿约与地面平行，左膝伸直，如图 7-3①。

（3）接着沿右腿外侧放低右臂，右手放在右脚外侧的地上。脸向上转，左臂向头侧前方伸展，如图7-3②。

（4）保持3~5个自然呼吸。吸气，伸展脊柱，呼气，右手带动上体回正，收脚、收腿站立起身，还原。换反方向练习。

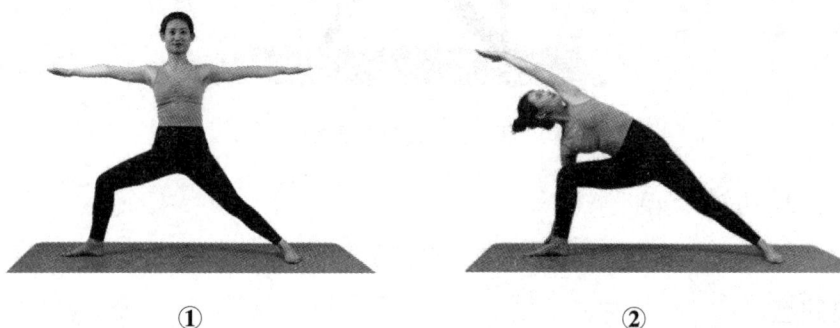

①　　　　　　　　　　　　　②

图7-3　侧角伸展式

2. 功效

（1）拉伸大腿内侧肌肉，增强下肢力量和提升耐力。

（2）通过向外扭转打开胸腔，伸展背部，缓解坐骨神经痛和髋关节的不适。

（3）强健后腰肌肉，促进消化，改善肾脏功能和排泄功能。

3. 注意事项

（1）高血压、心脏病患者，谨慎练习此体式。在练习中如果有任何不适感，如偏头痛等，要停止练习。

（2）颈部有疾病者请不要转动头部使脸朝上，而是保持颈部不动，看侧前方，或者向下看。

四、门闩式

1. 练习步骤

（1）跪立，双脚并拢，脚背贴地。

（2）将右脚向右侧迈开一大步，脚尖指向正右方，右脚内侧与左膝在一条直线上。

（3）吸气，双手侧平举，呼气，右手带动身体向右侧弯，右手放在右腿上（或者右手抓住右脚踝），左手向上，上臂贴耳，眼睛看向天空，如图7-4。保持3~5个自然呼吸。

（4）吸气，左手带动上体回正。呼气，双手落下，右脚还原。换反方向练习。

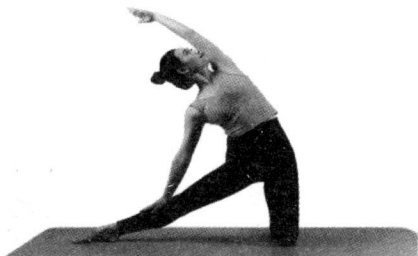

图 7-4　门闩式

2. 功效

（1）拉伸大腿内侧肌肉。

（2）强健脊椎及脊椎旁侧肌肉，按摩腹部和盆腔器官。

（3）强健手指、脚趾关节，减少腰侧、腿部的多余脂肪。

3. 注意事项

（1）膝关节疼痛或者初学者可在膝下垫毛毯。

（2）做此体式时，不要含胸弓背。如果做不到右手抓住右脚踝，可以用瑜伽砖或者弹力带辅助。

五、侧鸽式

1. 练习步骤

（1）跪坐，双膝分开与髋同宽，屈右膝，右脚靠近左侧腹股沟，左脚向身体正后方伸直，脚背压地，如图7-5①，髋部朝向正前方，身体前倾。

（2）屈左膝，左脚向上靠近身体，吸气，双手向上伸展，呼气，屈肘将左脚放在左臂肘心的位置，双手在头后相扣，如图7-5②。保持3~5个自然呼吸。

（3）呼气，双手落下，双脚收回，还原。换反方向练习。

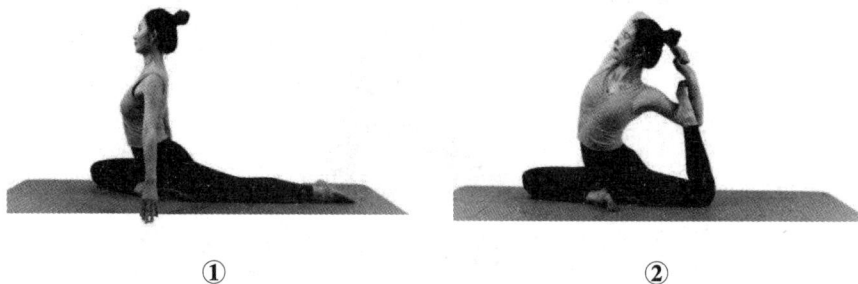

①　　　　　　　　　　　　　②

图7-5　侧鸽式

2. 功效

（1）塑造大腿前侧和小腿的肌肉线条，让肌肉结实有弹性，使腰身更柔软、纤细。

（2）按摩腹部器官，缓解生理期不适。

（3）辅助治疗低血压，改善内分泌系统功能。

3. 注意事项

（1）膝部、髋部、背部或肩部受伤者，不宜练习此体式。

（2）可以用弹力带辅助练习。

六、扭头触膝式

1. 练习步骤

（1）直角坐姿准备。

（2）屈左膝，左脚跟靠近对侧腹股沟，右腿向外打开，保持右脚垂直于地面。

（3）吸气，双手侧平举，伸展脊柱，身体向左微微扭转，呼气，身体向右、向下，右手抓住右脚，左侧上臂靠近耳朵，如图7-6①。如果可以的话，左手抓住右脚，转头向上，眼睛通过腋窝看向天空，胸腔向上扭转，如图7-6②。

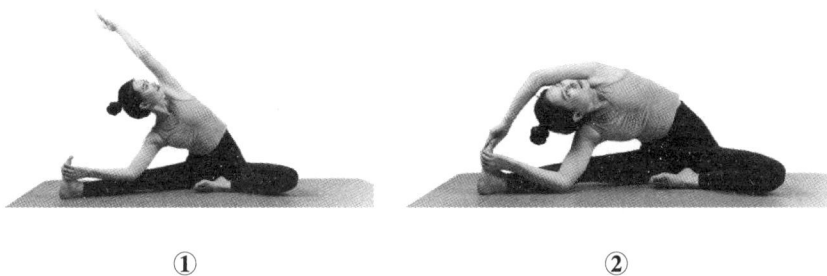

①　　　　　　　　　②

图7-6　扭头触膝式

2. 功效

（1）拉伸大腿、小腿后侧肌群，帮助放松紧绷的肌肉。

（2）提升脊椎周围肌肉的弹性。

（3）有效伸展髋关节，保持髋关节的稳定。

3. 注意事项

（1）做此体式时，脊柱不要过度弯曲。如果做不到右手抓住右脚，可以用瑜伽砖或者弹力带辅助。

（2）臀部不要离开瑜伽垫。

拓展 7

瑜伽体式的来历

瑜伽体式的起源经历了"长生说"和"治病说"。据说数千年前的瑜伽行者在野外修行，通过观察自然界动植物的动作和姿态，总结出了有益于人体增寿的姿势和动作，这是第一阶段。

第二阶段是治病说——雅利安人为了适应当时严酷的自然环境，发现自然界动物生病时，能利用身体动作激发体内的疗愈能力来治疗自己，由此他们便模仿动物的姿势，并将其用于人身上，竟收获到意想不到的效果，长此积累便形成了数量众多的瑜伽动作。

第八章　平衡体式：身心合一

瑜伽是一门以非常精微的身、心、灵科学为基础的古老艺术。长期习练瑜伽最终会带给习练者心平气和、物我合一的感觉。

——艾扬格

引言

练习瑜伽平衡体式可以提升人的平衡能力。平衡能力是抵抗破坏平衡的外力，以保持全身处于稳定状态的能力，发展平衡能力不仅可以改善中枢神经系统对肌肉组织与内脏器官的调节功能，还可以帮助练习者保持大脑清醒、提升专注力，从而更好地学习和工作，这才是练习的最大收获。

学习目标

（1）认知目标：掌握平衡体式的练习步骤、功效和注意事项。

（2）技能目标：能够配合呼吸正确做出平衡体式。

（3）情感目标：在练习中学会专注、冷静与自我控制。

学习重点 平衡体式的练习步骤。

学习难点 在练习过程中，动作与呼吸相互配合。

一、山式站姿

1. 练习步骤

（1）双脚自然并拢站立，拇指相触，下巴微收，平视前方。

（2）重心微微移至前脚掌，骨盆中正，脊柱自然向上伸展，如图 8-1。

（3）保持 3~5 个自然呼吸，然后还原。

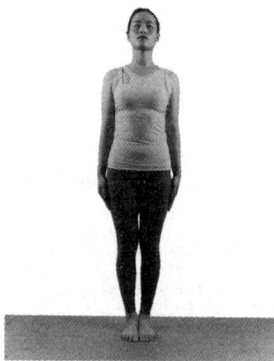

图 8-1 山式站姿

2. 功效

（1）促进脊柱伸展。

（2）塑造腿部肌肉线条，塑造良好的体形。

3. 注意事项

（1）膝关节不要超伸。

（2）脚掌和脚心要贴地。

二、摩天式

1. 练习步骤

（1）山式站姿准备，如图8-2①。

（2）双手在体前十指相扣，翻转掌心向上抬至头顶。微微抬起脚跟，眼睛平视前方，如图8-2②。

（3）保持3~5个自然呼吸，然后还原。

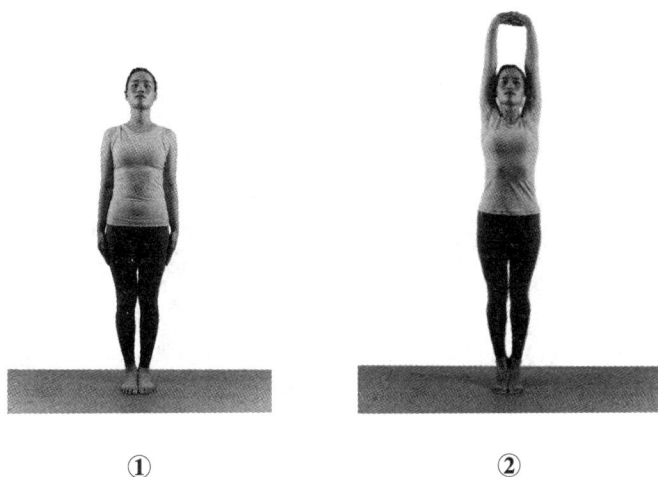

① 　　　　　　　　②

图 8-2　摩天式

2. 功效

（1）缓解身体疲劳，提升平衡能力。

（2）减少腿部、手臂及腰侧的多余脂肪。

3. 注意事项

（1）保持双肩下沉，骨盆中正。

（2）向上提脚跟时动作要缓慢。

三、树式

1. 练习步骤

（1）山式站姿准备。屈左膝，将左脚放置在右大腿内侧根部，脚跟靠近对侧腹股沟，如图8-3①。双手在胸前合十，眼睛平视前方，如图8-3②。

（2）保持3~5个自然呼吸，然后还原。

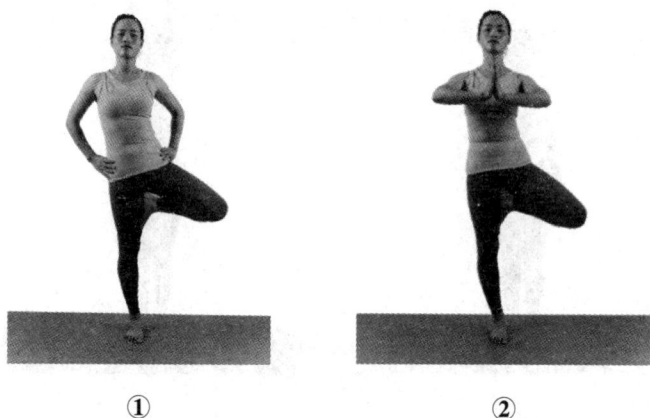

①   ②

图8-3 树式

2. 功效

（1）强化足弓、脚踝、小腿和大腿的力量。

（2）提升平衡能力和身体控制能力。

3. 注意事项

（1）保持骨盆中正，双肩下沉。

（2）重心在支撑腿上，保持中正。

四、鸟王式

1. 练习步骤

（1）山式站姿准备。屈双膝，右腿缠绕左腿（右上左下），右臂缠绕左臂，手掌相合（左上右下），眼睛平视前方，如图8-4。

（2）保持3~5个自然呼吸，然后还原。

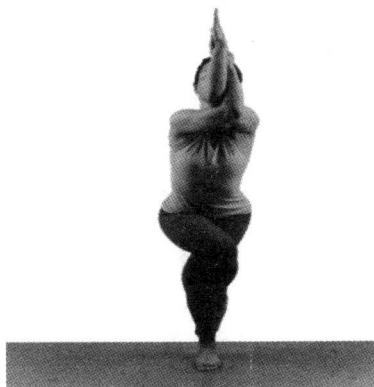

图8-4　鸟王式

2. 功效

（1）改善肩部僵硬的状态，缓解腿部抽筋症状。

（2）塑造腿部肌肉线条，防止静脉曲张。

3. 注意事项

（1）骨盆中正，脊柱伸展。

（2）双手和双脚向左右两侧发力对抗。

五、战士系列

（一）战士一式

1. 练习步骤

（1）山式站姿准备。双脚分开约三倍肩宽，右脚向右旋转约90°，左脚内扣约30°，向右转髋的同时保持骨盆中正。屈右膝，双手经体前向上高举在头顶合十，眼睛平视前方，如图8-5。

（2）保持3~5个自然呼吸，然后还原。

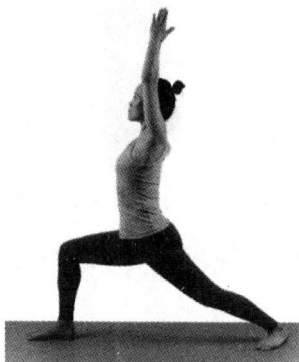

图8-5 战士一式

2. 功效

（1）增强肌肉耐力，缓解坐骨神经痛。

（2）增强自信心，强化腿部力量。

3. 注意事项

（1）上体充分伸展，尾骨下沉内收。

（2）右腿屈膝约90°，膝关节不要超伸。

（二）战士二式

1. 练习步骤

（1）山式站姿准备。双脚分开约三倍肩宽，左脚向左旋转约 90°，屈左膝，双臂打开侧平举，向左转头看向左手指尖的方向，如图 8-6。

（2）保持 3~5 个自然呼吸，然后还原。

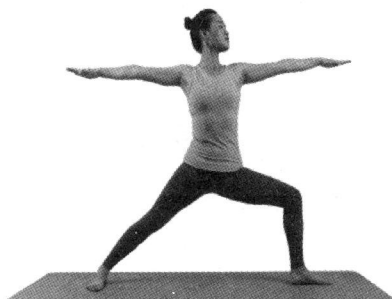

图 8-6　战士二式

2. 功效

（1）强健腿部肌肉。

（2）提升髋关节的灵活性，塑造手臂的肌肉线条。

3. 注意事项

（1）膝关节不要内扣，应朝向脚尖的方向。

（2）身体垂直于地面。

（三）战士三式

1. 练习步骤

（1）山式站姿准备。双手在头顶合十，上体前俯的同时抬左腿向后水平伸展，眼睛看向地面，如图 8-7。

（2）保持 3~5 个自然呼吸，然后还原。

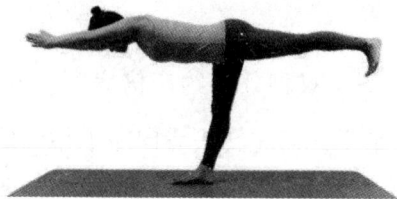

图8-7　战士三式

2. 功效

（1）提升平衡能力，舒展髋部和腹股沟。

（2）提升专注力，活跃思维。

3. 注意事项

（1）手臂、躯干和向上抬起的腿成一条直线，不翻髋。

（2）可以借助椅子或墙面进行强化练习。

六、半月式

1. 练习步骤

（1）山式站姿准备。双脚分开约两倍肩宽，左脚向左旋转约 90°，双手侧平举。屈左膝，身体向左倾，左手放置在左脚前侧，伸直左腿，右腿向上抬，与左腿大约成 90°，眼睛看向正上方，如图 8-8。

（2）保持 3~5 个自然呼吸，然后还原。

2. 功效

（1）增强核心力量和身体的稳定性。

（2）增强背部和腿部的力量。

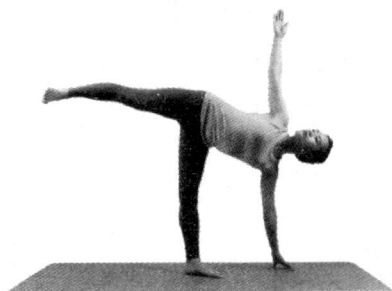

图8-8 半月式

3. 注意事项

（1）双手成一条直线。

（2）髋部和头部尽可能在一个平面，手臂垂直于地面。

七、舞王式

1. 练习步骤

（1）山式站姿准备。右腿屈膝向后上方抬起，右手抓握右脚，如图8-9①。转右肩向上，左手向上抬起抓握右脚，向上抬胸腔，保持脊柱后展，眼睛看向正前方，如图 8-9②。

（2）保持 3~5 个自然呼吸，然后还原。

2. 功效

（1）打开胸腔，增强全身肌肉的力量。

（2）提升专注力和平衡能力。

3. 注意事项

（1）在初次练习此体式时，要在根基稳定（支撑腿要保持直立状态，脚掌踩稳地面）之后，再进行后面的动作步骤。

（2）在完成体式时，保持身体重心向前、向上，以免向前摔倒。

（3）保持头部正位，避免颈部受伤。

（4）舞王式属于有难度的瑜伽体式，如果练习者在完成体式的过程中出现身体不适，要立即停止练习，保护自己。

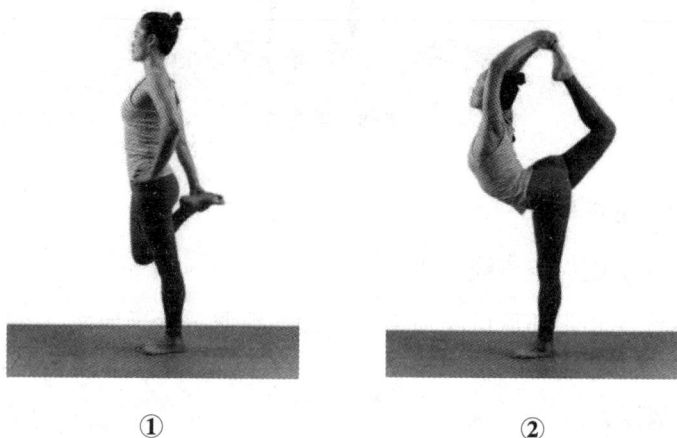

① ②

图 8-9 舞王式

八、趾尖式

1. 练习步骤

（1）山式站姿准备。屈右膝，将右脚背放在左大腿根部，如图8-10①。屈左膝下蹲，双手扶地，抬左脚跟靠近对侧腹股沟，双手在胸前合十，眼睛看向正前方，如图8-10②。

（2）保持3~5个自然呼吸，然后还原。

2. 功效

（1）增强脚踝的稳定性。

（2）增强臀大肌的力量和身体控制力。

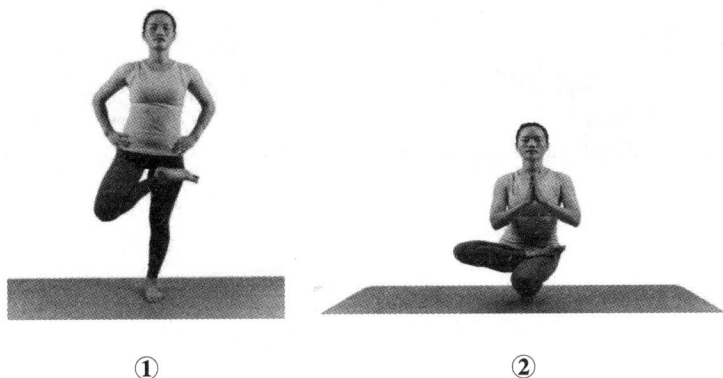

① ②

图 8-10 趾尖式

3. 注意事项

（1）保持脊柱向上伸展，骨盆中正。

（2）如果在完成最后的动作时，身体无法保持稳定，可以让身边的同学轻轻扶住你的肩部，以保持身体平衡。

（3）如果是自己一个人练习，在无法保持平衡的情况下可以在脚跟下方垫一块瑜伽砖。

九、船式

1. 练习步骤

（1）山式坐姿准备。屈双膝，双脚踩实地面，重心后移，双手放在臀部后侧。吸气，双手双脚同时抬离地面。

练习步骤一：小腿平行于地面，如图 8-11①；

练习步骤二：小腿伸直，如图 8-11②。眼睛看向脚尖的方向。

（2）保持 3~5 个自然呼吸，然后还原。

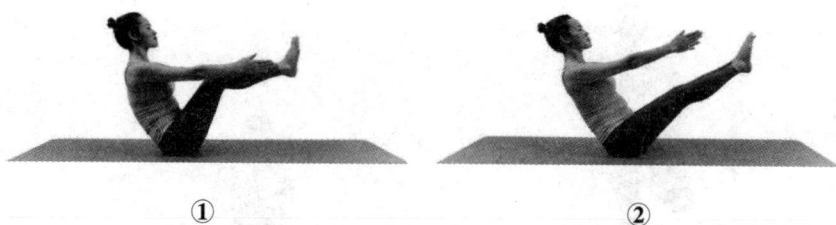

① ②

图 8-11 船式

2. 功效

(1) 增强核心力量。

(2) 促进消化。

3. 注意事项

(1) 保持脊柱伸展，脚尖自然放松。

(2) 女性如果在生理期内，可以放松腿部和腹部，避免腹部过度紧张。

十、手枕式

1. 练习步骤

(1) 右侧卧准备。屈右肘，上臂贴地，右手掌心撑耳；屈左膝，左手手指勾住左脚拇指，伸直左腿，目视前方，如图 8-12。

(2) 保持 3~5 个自然呼吸，然后还原。

2. 功效

(1) 拉伸大腿内侧肌肉，提升髋部的灵活性。

(2) 提升平衡能力。

3. 注意事项

(1) 身体保持在同一平面，不塌腰、不翘臀。

(2) 腿部尽可能伸直，头部保持放松。

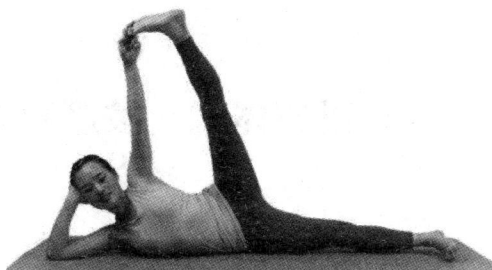

图 8-12　手枕式

拓展8

身心合一

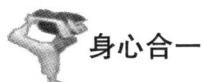

　　身体在哪里，心就在哪里，身体在做什么，心就在做什么——瑜伽练习就是一场身心不可分离的修行。练习者在练习时需专注于自己的一呼一吸，专注于身体每个部位的变化，从而达到从身体上的平衡到心理上的平衡。若在练习过程中不专注，就容易损伤身体。

第九章　扭转体式：按摩放松

> 通过持之以恒地习练瑜伽，人能够战胜其他较低层次的心境，达到自我实现的巅峰。
>
> ——艾扬格

引言

我们在生活中，总会碰到一些紧张的时刻。比如在学习的时候，有看不完的书和做不完的作业，压力仿佛是无孔不入的蚂蚁，细密地爬上你的身体。在考试前，沉闷的气氛让你焦灼难眠。做扭转体式可伸展脊柱，并缓解紧张与焦虑的情绪。

学习目标

（1）认知目标：掌握扭转体式的练习步骤、功效和注意事项。

（2）技能目标：能够配合呼吸正确做出扭转体式。

（3）情感目标：在练习中认识自我、感受自我，从而变得更加平静、放松。

学习重点 扭转体式的练习步骤。
学习难点 在练习过程中，动作与呼吸相互配合。

一、幻椅扭转式

1. 练习步骤

（1）山式站姿准备，双脚并拢，手指并拢。吸气，臀部向下坐，手臂向上，双手合十，进入幻椅式，如图9-1①。大腿收紧，中段收紧，尾骨找地面的方向。肩膀放松，眼睛看向手指。

（2）呼气，上体向左扭转，右肩过左膝，双手在胸前合十，左肘指向天空的方向，左肩向后打开，眼睛看向天空的方向，双膝并拢，臀部摆正，如图9-1②。

（3）吸气，起身，还原。换反方向练习。

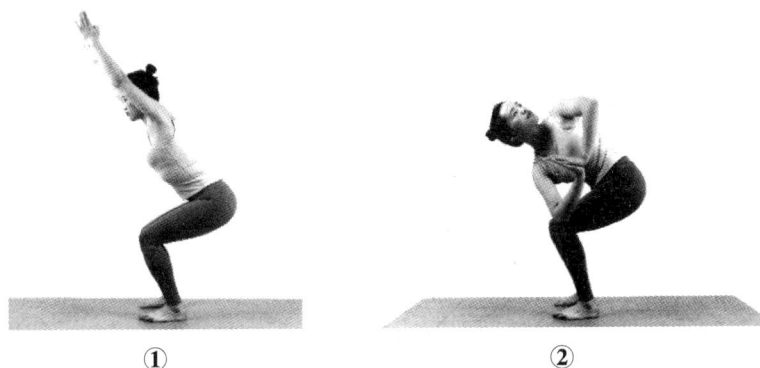

① ②

图9-1 幻椅扭转式

2. 功效

（1）增强背部、腰腹部和腿部的力量，美体塑形。

（2）提升肩关节的灵活性和脊柱的柔韧性，缓解由紧张造成的疼痛和压力。

（3）刺激肠胃蠕动，排宿便、清肠毒。

3. 注意事项

（1）女性在生理期内不宜练习此体式，否则会挤压子宫区域。

（2）膝关节不要超过脚尖，否则膝关节会因压力过大而疼痛。

二、三角扭转式

1. 练习步骤

（1）山式站姿准备，调整呼吸。双脚向两侧分开两个肩宽的距离，左脚向外转动约90°，右脚向内转动约60°，左脚跟对准右脚足弓。

（2）吸气，双臂侧平举，指尖向远处延伸。

（3）呼气，身体向左转，依次将臀部、腰背部、胸部和肩部向左后方扭转再慢慢向下，将右手放在左脚内侧或外侧，左臂向上举起，双臂成一条直线。微收下巴，伸展脖颈后侧，再向左转头，眼睛看向左手拇指，如图9-2。保持3~5个自然呼吸。

（4）呼气，头部回正，双手放在左脚两侧。吸气，绷紧腿部，收紧核心，慢慢退出体式，还原。换反方向练习。

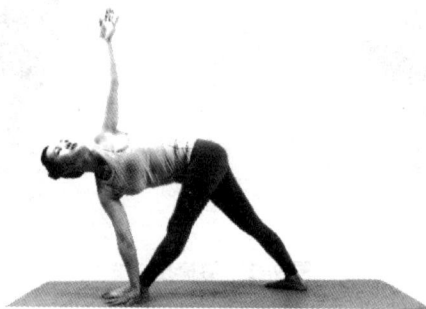

图9-2　三角扭转式

2. 功效

（1）增强腿部和臀部的力量。

（2）促进脊柱下部的血液循环。

（3）缓解背部疼痛，增强腹部器官功能。

3. 注意事项

（1）腰椎有疾病的患者，谨慎练习此体式。

（2）如果颈椎疼痛，眼睛可以看向地面。

三、侧角扭转式

1. 练习步骤

（1）山式站姿准备。吸气，伸展脊柱。呼气，双腿分开，双脚间距为自己的腿长，左脚向左侧外转约90°。

（2）吸气，伸展脊柱，双臂侧平举，指尖向远处延伸。

（3）呼气，屈右膝，双腿成侧弓步。尽量保持右小腿与地面垂直，右大腿与地面平行，成战士二式。

（4）吸气，再次伸展脊柱。呼气，双腿保持不动，躯干向右侧扭转，双手在胸前合十，左肘放在右膝外上方，如图9-3。

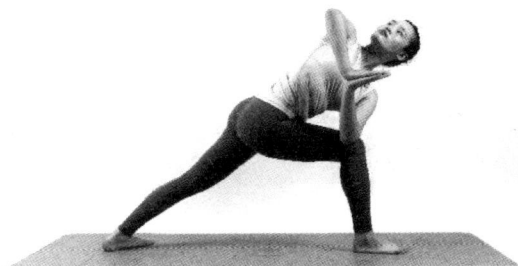

图9-3　侧角扭转式

2. 功效

（1）增强脚踝、膝关节和大腿的力量，纠正不良腿型。

（2）缓解坐骨神经痛和关节的疼痛，减少腰部和臀部的多余脂肪。

（3）提升专注力，增强力量和耐力。

3. 注意事项

（1）在练习时，脊柱要保持伸展，屈侧腿的大腿和小腿大约成90°。

（2）如果颈椎疼痛，眼睛可以看向地面，或保持颈部与脊椎平行。

四、扭脊式

1. 练习步骤

（1）山式坐姿准备。吸气，伸展脊柱，呼气，将右脚放在左膝外侧，脚掌贴地。屈左膝，将左脚跟放在右臀外侧。

（2）吸气，左手侧平举再上举，如图9-4①。呼气，左手带动躯干向右、向后旋转，左手放在右膝外侧，右手放在右臀后侧，如图9-4②。

（3）吸气，再次伸展，再一次呼气，解开双手，身体回正，还原。换反方向练习。

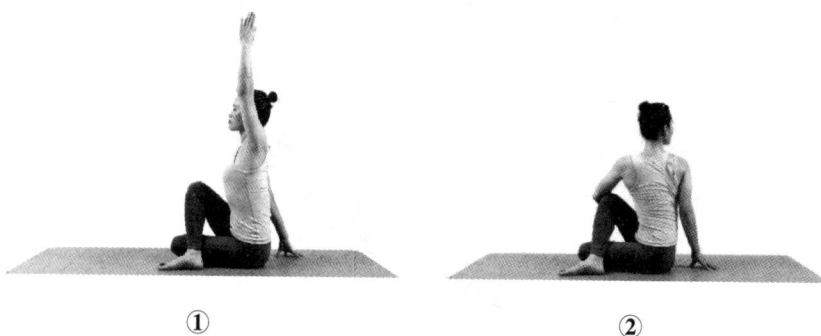

①   ②

图9-4 扭脊式

2. 功效

（1）伸展肩膀、臀部和颈部，提升脊柱的柔韧性。

（2）刺激肝脏和肾脏，缓解月经不调、疲劳、坐骨神经痛和背痛。

（3）辅助治疗哮喘和脱发。

3. 注意事项

（1）臀部不要离开瑜伽垫。

（2）对初学者而言，练习这样的体式可能非常困难并且存在潜在危险，请保证自己在安全的情况下进行这样的扭转。

五、仰卧扭脊式

1. 练习步骤

（1）仰卧，双脚并拢，脚趾回勾，双臂侧平展成一条直线，掌心向下。

（2）吸气，弯曲右腿，右脚踩在左大腿上，左手放在右膝上。

（3）呼气，右膝带动脊柱扭转倒向左侧，右膝缓慢贴地，同时头部转向反方向，目视右手中指，右肩尽量向下沉贴于地面，保持3~5个自然呼吸，如图9-5。

（4）吸气，身体回正，还原。呼气，换反方向练习。

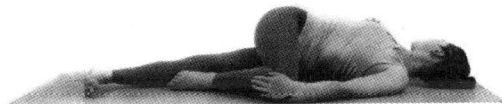

图9-5 仰卧扭脊式

2. 功效

（1）增强腹部和腰侧肌肉的力量，拉伸腰背肌肉，缓解背痛。

（2）活动髋关节，缓解坐骨神经痛。

（3）按摩腹部器官，促进消化，辅助治疗胃炎，减轻肝脾、肠道和胰腺的不适。

3. 注意事项

（1）在练习时双肩尽量不要离地。

（2）腰椎间盘突出或脊柱侧弯患者，请谨慎练习此体式。

拓展 9

练习三阶段

练习三阶段分别是聆听、思考和付诸行动。在瑜伽练习中，为了让练习产生效果，这三个阶段应该循序渐进，缺一不可。

第十章 倒置体式：翻转视角

习练瑜伽可以净化身体，为心灵带来力量、坚毅、宁静和清明。
——艾扬格

引言

倒置体式是平衡练习者的身体，提高练习者的专注力的一类体式。对于女性来说，倒置体式不仅可以调节内分泌，并且可以防止子宫下垂等问题。

倒置体式有头倒立、肩倒立以及手倒立等。一开始，很多练习者最想尝试的体式就是倒置体式，但前期会因为基础不扎实，出现摔倒，甚至受伤等情况，从而畏惧做该体式。那么，如何安全、稳定且舒适地做该体式呢？下面就介绍几个适合平时练习的倒置体式。

学习目标

（1）认知目标：掌握倒置体式的练习步骤、功效和注意事项。

（2）技能目标：能够配合呼吸正确做出倒置体式。

（3）情感目标：体验练习倒置体式带来的自信和积极的心态。

学习重点 倒置体式的练习步骤。

学习难点 在练习过程中，动作与呼吸相互配合。

一、下犬式

1. 练习步骤

（1）四角板凳式准备，如图 10-1。

（2）四肢推地，抬高臀部向上，伸直双膝，脚跟踩实地面，如图 10-2。

（3）保持 3~5 个自然呼吸，然后还原。

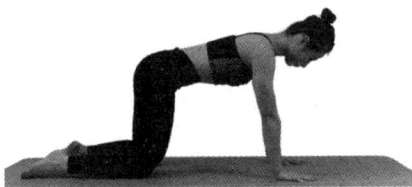

图 10-1 四角板凳式　　　　　　　图 10-2 下犬式

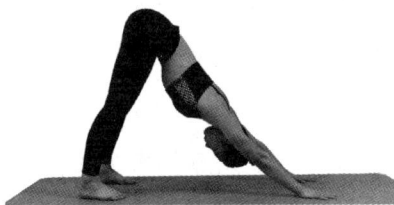

2. 功效

（1）促进消化和头部血液循环。

（2）拉伸背部和大腿后侧肌群，增强手臂的力量。

（3）活跃思维，缓解压力。

3. 注意事项

（1）肩膀和颈部要放松，压力不要集中在手腕上。

（2）脚跟尽可能贴地，女性如果在生理期内，注意不要过度低头。

二、犁式

1. 练习步骤

（1）仰卧。

（2）屈双肘，双手手心朝上放置在腰部下方，腹部用力依次将双腿、臀部向上、向前抬起，回勾脚尖踩地，如图 10-3。

（3）保持 3~5 个自然呼吸，然后还原。

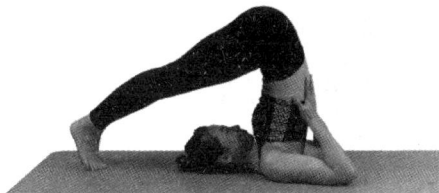

图 10-3　犁式

2. 功效

（1）增强肩部、颈部的力量，缓解肩颈酸痛。

（2）按摩腹部、胸腔器官，促进消化。

3. 注意事项

（1）在练习时，双脚要保持紧绷、并拢的状态，腰部不能塌陷，帮助身体找到平衡稳定的重心位置。

（2）身体不要过度挤压腹部和胸腔，否则会给颈部带来压力，伤害身体。

三、肩倒立

1. 练习步骤

（1）犁式姿势准备。

（2）抬单腿，如图 10-4①。

将双腿抬到肩部正上方，使躯干和双腿成一条直线并垂直于地面，下颌寻找锁骨，眼睛看向脚尖的方向，如图10-4②。

（3）保持 3~5 个自然呼吸，然后还原。

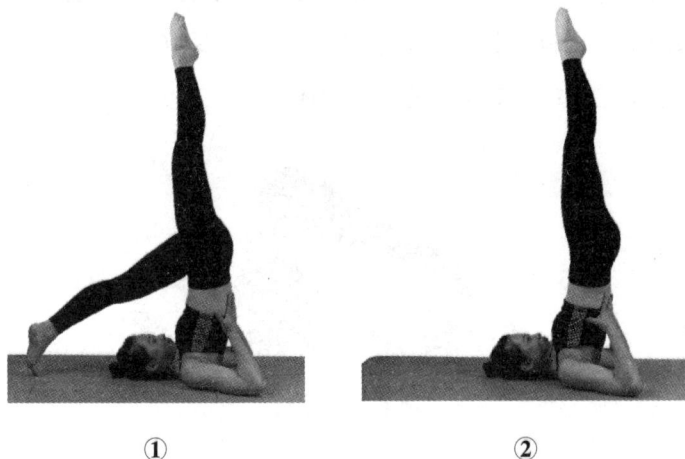

① ②

图 10-4 肩倒立

2. 功效

（1）缓解下背部疼痛。

（2）改善循环系统功能。

3. 注意事项

（1）女性在生理期内不宜练习此体式。

（2）在练习时腿部要绷紧，同时向远方伸展。

四、头肘倒立

1. 练习步骤

（1）金刚坐姿准备。

（2）双手十指交叉，放在膝关节前方，身体前倾，双肘分开，头顶触地，拇指与后脑勺互推，脚趾回勾，伸直双腿，臀部抬到头部上方，如图 10-5①、图 10-5②。

（3）屈双膝，双脚离地慢慢向上到达头顶上方，双腿慢慢伸直直至与地面垂直，如图 10-5③、图 10-5④。

（4）保持 3~5 个自然呼吸，然后还原。

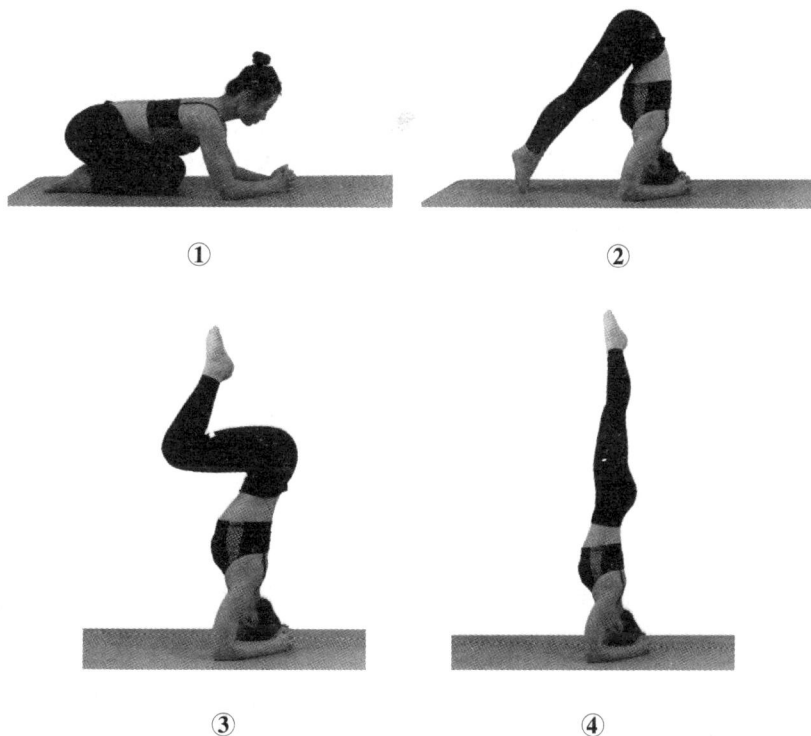

①　　　　　　　　　　②

③　　　　　　　　　　④

图 10-5　头肘倒立

2. 功效

（1）促进血液循环。

（2）增强核心力量和身体的稳定性。

3. 注意事项

（1）女性在生理期内不宜练习此体式。

（2）在练习时，不要随意转动头部，否则容易伤害颈部。

（3）最好在专业老师的指导下练习此体式。

（4）完成头肘倒立后，可以回到婴儿式休息，放松身体。

五、手倒立

1. 练习步骤

（1）山式站姿准备。

（2）双手经体前向上高举，屈髋，双手分开，与肩同宽，放在离双脚前约一个手臂处，伸直双臂。踮脚尖，身体重心移至双手，腹部收紧，双腿依次向上抬起，直到与地面垂直。微抬头，眼睛看向双手之间，如图10-6。

（3）保持3~5个自然呼吸，然后还原。

2. 功效

（1）增强手臂和核心的力量。

（2）增强身体的稳定性和控制能力。

3. 注意事项

（1）在练习前，要做好手腕的准备活动，避免出现手腕疼痛。

（2）在练习时，要保持核心的稳定，感受肚脐收向腰椎的压力。

（3）此体式是一项非常消耗能量的体式，可以事先注意补充能量。

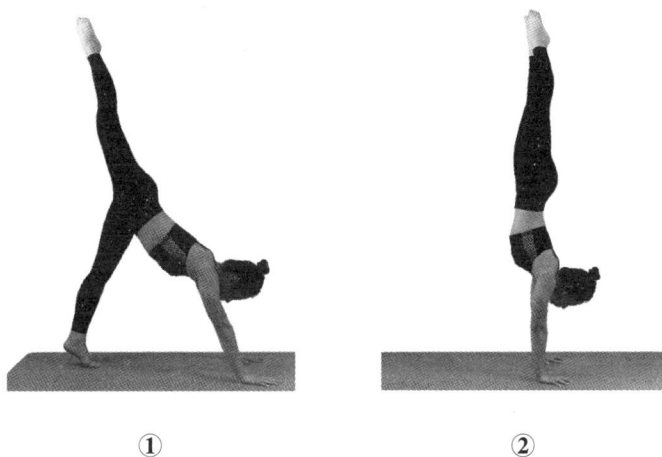

① ②

图 10-6 手倒立

拓展 10

倒置体式作用的迁移

　　倒置体式对练习者心理的挑战常常大于对其身体的挑战。练习者在刚刚练习时会感到担忧和焦虑，但只要坚持练习，就可以克服心理障碍，并且掌握这个"让人恐惧"的体式。我们完全有理由相信，在瑜伽练习中获得的信心将有助于我们更好地生活。

第十一章　瑜伽套路：一气呵成

> 通过有规律的瑜伽练习，将感官从外界拉回内在，使无休止的大脑平静下来。
>
> ——艾扬格

引言

瑜伽套路是一气呵成的动作组合，每个体式之间都能紧密串联，在练习过程中它侧重锻炼身体的延展性、力量、柔韧性以及平衡性。练习者通过练习瑜伽套路再配合有规律的呼吸，激发体内能量，滋养全身器官，清洁和净化神经系统，让身体更健康，更富有青春的气息和活力。

学习目标

（1）认知目标：了解瑜伽套路的姿势含义。

（2）技能目标：通过练习瑜伽套路，掌握瑜伽体式练习的入门方法。

（3）情感目标：通过瑜伽套路练习，培养我们对万事万物的感激之情。

学习重点　瑜伽套路的姿势含义。

学习难点　每个体式之间动作串联的流畅度。

一、拜日套路

（一）传统哈他拜日

传统哈他拜日式，全称为"向太阳致敬式"，共有 12 式，如图 11-1（体式顺序按箭头方向）。

它是古印度人为感激太阳赋予人类光明和能量而创造的，练习时，我们应心怀感激之情。

（1）祈祷式——双腿并拢，双手在胸前合十。

（2）展臂式——吸气，手臂高举后展。

（3）站立前屈——呼气，向下屈髋。

（4）骑马式——吸气，右腿向后，右膝着地，脊柱伸展。

（5）下犬式——四肢推地，坐骨向上。

（6）八体投地——呼气，双膝、双肘、胸腔、下巴着地。

（7）眼镜蛇式——向上伸展脊柱，慢慢伸直手臂。

（8）下犬式——呼气，四肢推地，坐骨向上。

（9）骑马式——吸气，左腿向后，左膝着地，脊柱伸展。

（10）站立前屈——左腿向前与右腿并立，向下屈髋。

（11）展臂式——吸气，双手高举后展。

（12）祈祷式——呼气，双腿并拢，双手在胸前合十。

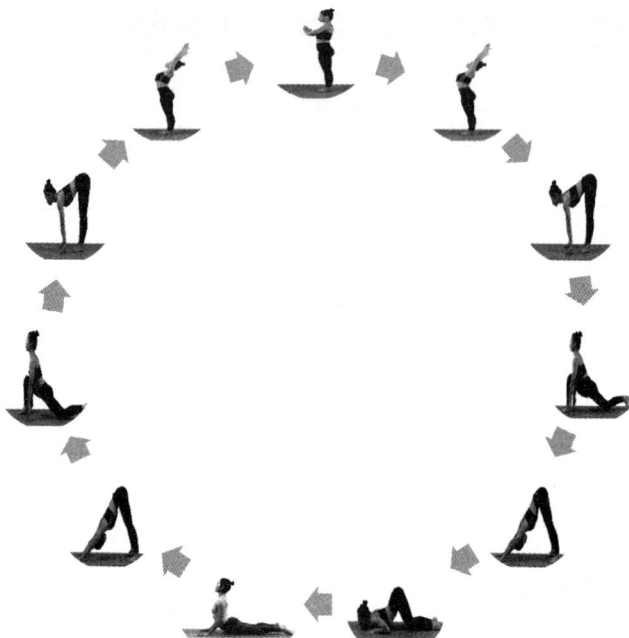

图 11-1 传统哈他拜日

（二）阿斯汤伽

拜日 A，共有 11 式，如图 11-2（体式顺序按箭头方向）。

（1）祈祷式——双腿并拢，双手在胸前合十。

（2）展臂式——吸气，手臂高举后展。

（3）站立前屈——呼气，向下屈髋，双手抱腿。

（4）站立前屈伸展——吸气，向前伸展脊柱。

（5）四柱式——呼气，双腿后跳，成四柱支撑。

（6）上犬式——向上伸展脊柱，手肘伸直。

（7）下犬式——呼气，四肢推地，坐骨向上。

（8）站立前屈——吸气，双腿向前跳至双手之间，双手抱腿。

（9）站立前屈伸展——吸气，向前伸展脊柱。

（10）展臂式——吸气，手臂高举后展。

（11）祈祷式——双腿并拢，双手在胸前合十。

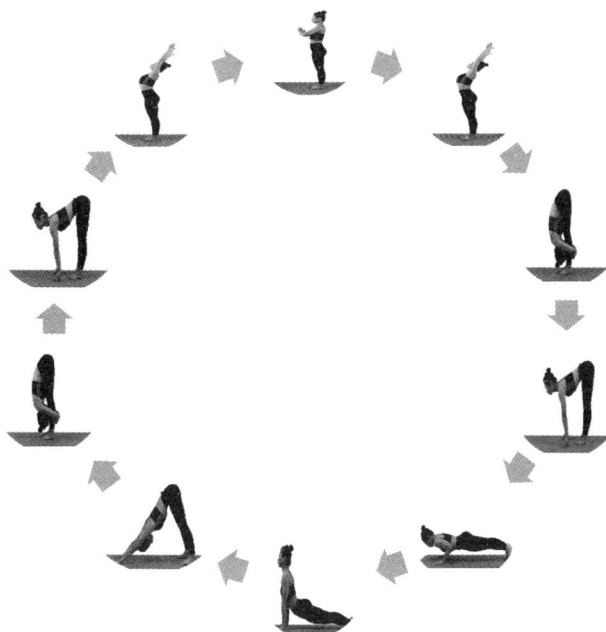

图 11-2　拜日 A

拜日 B，共有 18 式，如图 11-3（体式顺序按箭头方向）。

（1）祈祷式——双腿并拢，双手在胸前合十。

（2）幻椅式——屈膝下蹲。

（3）站立前屈——呼气，向下屈髋，双手抱腿。

（4）站立前屈伸展——吸气，向前伸展脊柱。

（5）四柱式——呼气，双腿后跳，成四柱支撑。

（6）上犬式——向上伸展脊柱，手肘伸直。

（7）下犬式——呼气，四肢推地，坐骨向上。

（8）战士一式——吸气，右腿向前屈膝，左脚跟踩地，双手上举。

（9）四柱式——呼气，右脚后撤，成四柱支撑。

（10）上犬式——向上伸展脊柱，手肘伸直。

（11）下犬式——呼气，四肢推地，坐骨向上。

（12）战士一式——吸气，左腿向前屈膝，右脚跟踩地，双手上举。

（13）四柱式——呼气，左脚后撤，成四柱支撑。

（14）上犬式——向上伸展脊柱，手肘伸直。

（15）下犬式——呼气，四肢推地，坐骨向上。

（16）站立前屈伸展——吸气，向前伸展脊柱。

（17）站立前屈——呼气，向下屈髋，双手抱腿。

（18）幻椅式——屈膝下蹲。

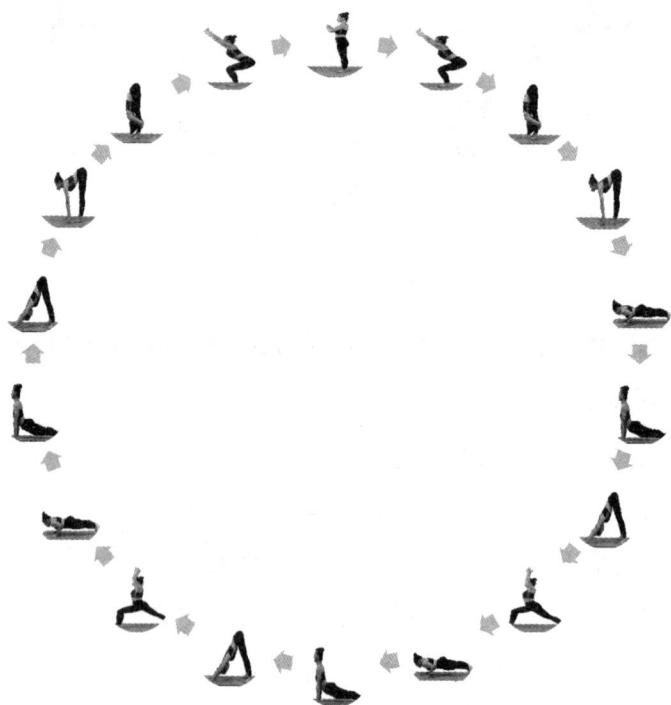

图 11-3　拜日 B

（三）拜月套路

拜月式是一种与拜日式相对的瑜伽功法，适合在晚上做，能够使人安静下来。拜月式以平衡能量、使人内心安宁、平静为理念，其与拜日式的热身、提升能量的理念有所区别。

它可以强化盆底肌群，有减少大腿内侧的多余脂肪和塑造臀部肌肉线条的效果，要点在开胯和开肩。它可以训练人的平衡感，增强身体的稳定性，改善胸腔器官功能，使呼吸更顺畅。

拜月式是横向运动，一般从瑜伽垫的右侧开始，练习者面向瑜伽垫的长面站立，向左过渡。体式动作更柔和，非常适合女性练习，共有16式，如图11-4（体式顺序按箭头方向）。

（1）祈祷式——双腿并拢，双手在胸前合十。

（2）弦乐式——呼气，往右侧伸展，拉伸身体左侧，吸气，上体回正，呼气，换反方向练习。

（3）女神式——屈膝，臀部后坐，双臂弯曲，指尖朝向天空。

（4）海星式——双腿分开伸直，双手侧平举，掌心朝上。

（5）三角式——双腿伸直，右脚不动，左脚朝外，左手往下抓左腿（或脚踝），右手向上伸展。

（6）金字塔式——身体往左大腿上方折叠，双手在左脚两侧。

（7）冲刺式——右膝着地，屈左膝，双手在左膝两侧。

（8）战神（室犍陀）式——转身朝前，重心微向右，左脚跟蹬地。

（9）蹲式——收左腿屈膝。

（10）战神（室犍陀）式——左腿不动，伸展右腿，重心微向左，右脚跟蹬地。

（11）冲刺式——转动左脚跟向后，左膝着地，屈右膝，双手在右脚两侧。

（12）金字塔式——身体往右大腿上方折叠，双手在右脚两侧。

（13）三角式——双腿伸直，左脚不动，右脚朝外，右手往下抓右腿（或脚踝），左手向上伸展。

（14）海星式——双腿分开伸直，双手侧平举，掌心朝上。

（15）女神式——屈膝，臀部后坐，双臂弯曲，指尖朝向天空。

（16）弦乐式——呼气，往左侧伸展，拉伸身体右侧，吸气，上体回正，呼气，换反方向练习。

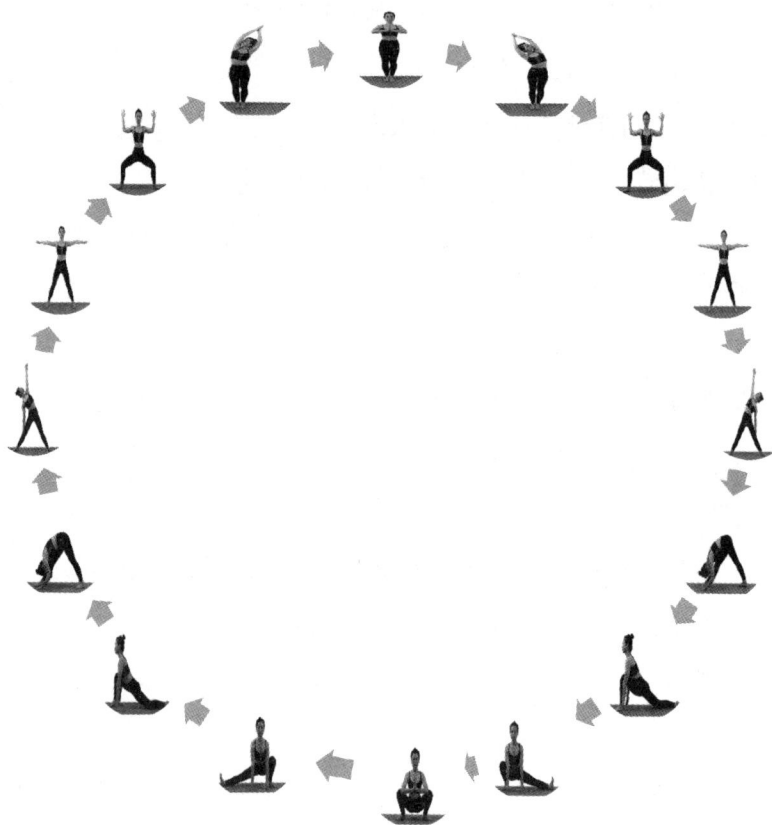

图 11-4　拜月套路

拓展 11

瑜伽串联

瑜伽串联是在练习过程中以流畅的动作组合来强身健体的方式，且每一组串联都由不同功效的体式组成。在练习的过程中，练习者可通过有规律的呼吸，配合串联体式的变换，激发体内的能量，滋养全身器官，让身体更健康。

第十二章　瑜伽辅具：成就自我

如果你的紧张程度很高，有时很难有效地达到最终体式，那么推荐你使用一些辅助工具，这将帮助你轻松地从体式中受益。

——艾扬格

引言

对于初学者来说，很多体式还做不到位，这个时候可以去瑜伽教室练习。瑜伽教室里有各种各样的辅具，包括瑜伽砖、瑜伽球、瑜伽毯、弹力带等。初学者使用辅具可以在降低难度的情况下达到练习效果，进阶练习者则可以使用辅具来增加体式的难度，提高练习效果。下面我来介绍一些瑜伽辅具的使用方法。

学习目标

（1）认知目标：掌握瑜伽辅具的使用方法、锻炼功效和注意事项。

（2）技能目标：能够正确且熟练地使用瑜伽辅具。

学习重点 瑜伽辅具的使用方法、锻炼功效和注意事项。

学习难点 能够正确且熟练地使用瑜伽辅具。

一、瑜伽砖辅助练习序列

引言

瑜伽砖可以帮助瑜伽初学者完成在一般状态下无法完成的体式。在练习中，瑜伽初学者使用瑜伽砖可以减小完成动作需要达到的幅度，让身体保持在正确的伸展方向上，尤其是在做高难度体式时可以防止因过度拉伸而受伤。

学习目标

（1）认知目标：掌握使用瑜伽砖的体式的练习步骤、功效和注意事项。

（2）技能目标：能够配合呼吸正确做出使用瑜伽砖的体式。

（3）情感目标：在身体处于正位的情况下，感受身体发生的变化。

学习重点 瑜伽砖的使用方法和作用。

学习难点 利用瑜伽砖找到身体的正位和正确的发力点。

（一）下犬式一

在此体式中，瑜伽砖的作用：稳定头部。

1. 练习步骤

四角板凳式准备，呼气，四肢推地来到下犬式，在这里如果感觉头部有微微的不舒服，可以将一个瑜伽砖垫在头下作为支撑。这样手腕、脚、腰部能处于平衡状态，练习者完成这个动作就相对容易，并能轻松保持稳定，如图12-1。

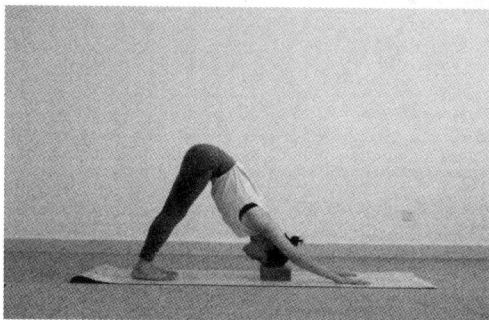

图12-1　下犬式一

2. 功效

（1）缓解肩部酸痛，伸展背部与腿后侧肌群。

（2）塑造上臂、腰臀、腿部、背部的肌肉线条，缓解肩部和手臂的压力。

3. 注意事项

（1）练习下犬式最困难的地方在于背部要伸直，不能弓背或驼背。

（2）女性在生理期内不宜练习此体式。

（二）下犬式二

在此体式中，瑜伽砖的作用：稳定、伸展肩关节。

1. 练习步骤

把两块瑜伽砖放在瑜伽垫前端两侧，双手推着瑜伽砖，脊柱向后、向上伸展，臀部向上推送，腹部内收，上臂外旋，双手放在瑜伽砖上，能更好地伸展、稳定肩关节，如图 12-2。

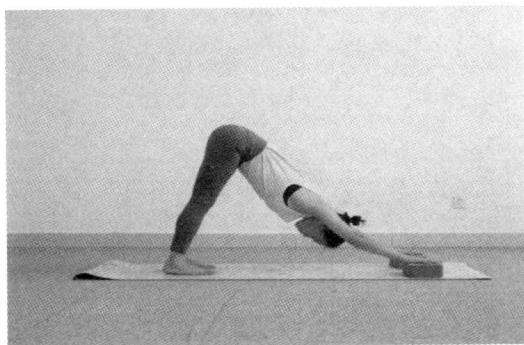

图 12-2　下犬式二

2. 功效

保持肩关节的稳定，开肩，伸展背部，塑造手臂和肩部的肌肉线条。

3. 注意事项

（1）如果大腿后侧的肌肉比较紧张，可以踮起脚跟，微微屈膝，肩部不要过度下压。

（2）女性如果在生理期内，可以抬头。

（三）瑜伽砖神猴式

在此体式中，瑜伽砖的作用：稳定上体。

1. 练习步骤

下犬式准备，左腿向前迈步放置在双手中间，放松并降低右膝，右脚尖着地，处于一个压低的冲刺式。把两块瑜伽砖竖放在身体两侧，双手放在瑜伽砖上。转动右脚趾向下踩地，抬起右膝，并开始缓慢往后移动右脚，如图 12-3。

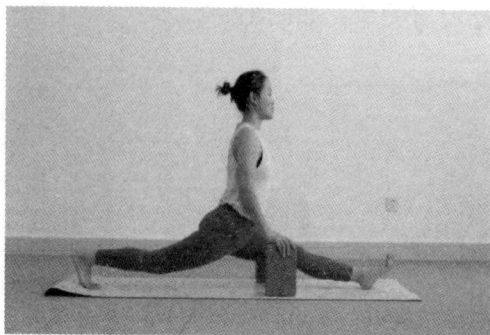

图 12-3　瑜伽砖神猴式

2. 功效

用瑜伽砖辅助手臂的支撑，可以更好地延伸脊柱，增强腿部力量和拉伸韧带。

3. 注意事项

（1）为了更好地保持髋部中正，不建议在练习完一侧后转身练习另一侧。可以选择两侧髋关节处于平衡状态的体式进入练习，完成一侧后，原路退出，再进入另一侧的练习。

（2）不要过度拉伸，一定要循序渐进，避免受伤。

（四）瑜伽砖骆驼式

在此体式中，瑜伽砖的作用：辅助打开胸腔。

1. 练习步骤

在脚踝旁边放置两块瑜伽砖（适当高度）。当进入骆驼式时，将手放到瑜伽砖上完成动作。尝试不将很大的重量放在瑜伽砖上完成动作，如图 12-4。

2. 功效

用瑜伽砖辅助上体伸展，打开胸腔，并让练习者在这个让人感到

"脆弱"的体式中找到安全感，增强背部力量，培养自信心。

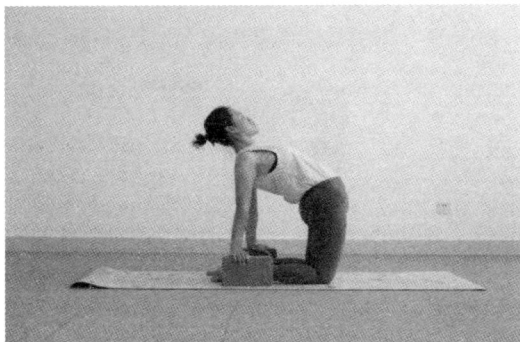

图 12-4 瑜伽砖骆驼式

3. 注意事项

（1）两块瑜伽砖的高度要一致。

（2）身体后弯时要逐渐敞开胸腔，但不宜停留太久。

（五）瑜伽砖站立前屈

在此体式中，瑜伽砖的作用：辅助背部伸展，防止驼背。

1. 练习步骤

山式站姿准备，双手各握一块瑜伽砖。吸气，身体向上伸展，呼气，以髋部为轴向下折叠。折叠到不能再继续时，将两块瑜伽砖放在自己感觉最舒服的位置，如图 12-5。

2. 功效

帮助练习者更好地拉伸身体，增强腿部和背部的力量。

3. 注意事项

坐骨要向上，背部要伸展，头部不要低垂。

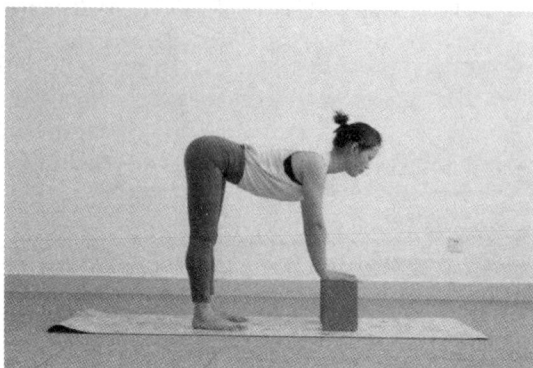

图 12-5 瑜伽砖站立前屈

（六）瑜伽砖半月式

在此体式中，瑜伽砖的作用：增强身体的平衡能力。

1. 练习步骤

三角伸展式准备，呼气，屈右膝，重心前移，右手位于右肩正下方放在瑜伽砖上。抬起左腿与地面保持平行，同时伸直右腿。左腿收紧用力，左脚脚趾回勾。右腿稳定后，身体慢慢由下往上转正，打开骨盆，如图 12-6。

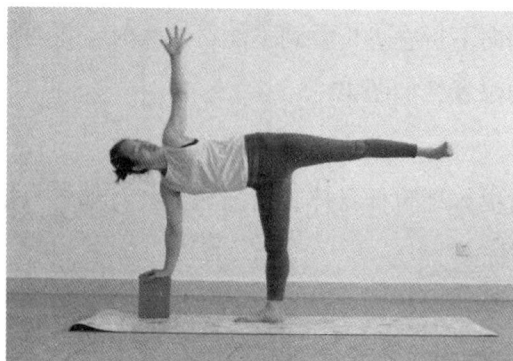

图 12-6 瑜伽砖半月式

2. 功效

（1）提高平衡力、专注力。

（2）增强腿部和手臂的力量，塑造肌肉线条。

3. 注意事项

髋部保持中正，头部不要低垂。

（七）瑜伽砖战士三式

在此体式中，瑜伽砖的作用：初学者的腿后侧肌肉和臀肌力量薄弱，可以用瑜伽砖来支撑身体，辅助背部伸展。

1. 练习步骤

在瑜伽垫的前端放置两块瑜伽砖。山式站姿准备，吸气，身体向上伸展，呼气，上体向前折叠，同时左腿向后抬起。双手扶住瑜伽砖，保持上体与左腿在一条直线上，如图 12-7。

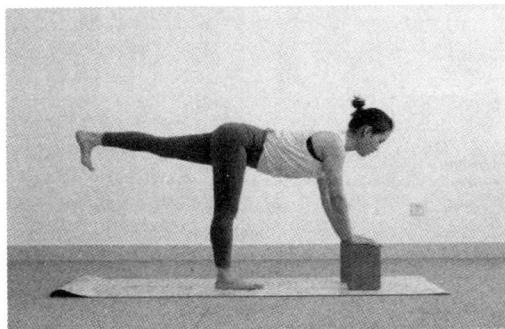

图 12-7 瑜伽砖战士三式

2. 功效

（1）增强四头肌的力量，提升身体的平衡能力。

（2）增强腿部控制力和背部力量。

3. 注意事项

支撑腿的膝关节不要超伸，悬空腿不要下沉，头部也不要低垂。

（八）开肩

在此体式中，瑜伽砖的作用：辅助打开胸腔和肩关节。以下列举了四种由浅入深的开肩方法。

1. 练习步骤

盘坐，吸气，上体向上伸展，呼气，双手将瑜伽砖高举过头，如图12-8①。然后屈双肘，将瑜伽砖放在头部后侧，如图12-8②。跪姿，脚尖绷直，大腿垂直于地面。手肘分别放在瑜伽砖上，掌心相对。呼气，胸腔向下，腋窝放低，额头轻轻触地，如图12-8③。跪姿，脚尖绷直，大腿垂直于地面。手掌分别放在瑜伽砖上，掌心压实瑜伽砖。呼气，胸腔向下，腋窝放低，下巴轻轻触地，如图12-8④。每个体式保持2~5分钟。

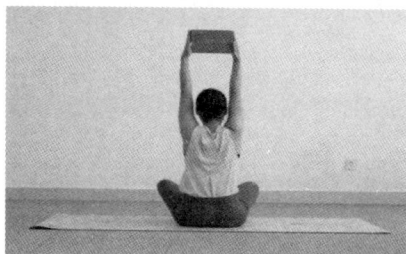

①

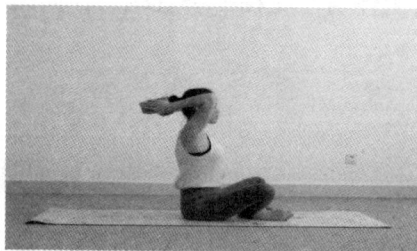

②

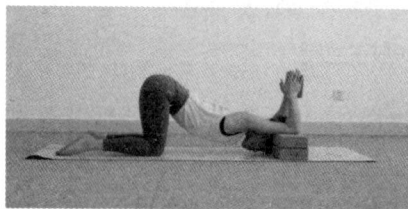

③

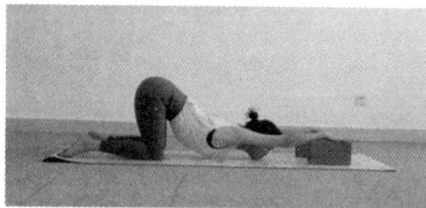

④

图12-8 开肩

2. 功效

提升肩部的灵活性，打开胸腔和肩关节。

3. 注意事项

不要耸肩。

（九）鱼式开胸腰

在此体式中，瑜伽砖的作用：辅助打开腰背部、胸腔。

1. 练习步骤

仰卧，用一块瑜伽砖（选择合适的高度）或是两块瑜伽砖重叠放在胸腔的下方，双脚伸直，手臂向远处伸展，如图12-9。

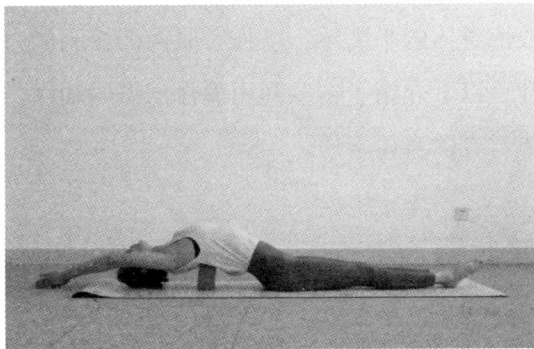

图12-9　鱼式开胸腰

2. 功效

利用瑜伽砖能够很好地打开胸腔，加深呼吸，增强腰背部的力量，提升肩关节的灵活性。

3. 注意事项

如果头部下方不舒服，可以在头部下方放置毛毯。

二、瑜伽球辅助练习序列

引言

瑜伽球也称为健身球或瑜伽健身球，它是一种配合运动健身的球类运动工具，多由柔软的 PVC 材料制成，具有很大的弹性。用它来辅助练习，有益于促进人体的血液循环。球瑜伽是在传统瑜伽体式的基础上，把球的弹性和滚动性结合起来的一种新兴的健身运动。练习球瑜伽不仅能帮助我们强身健体，而且有减肥的功效，这种运动减肥方法特别适合女性修身塑形。相比于传统瑜伽，球瑜伽的趣味性更强，它可以用来协助练习者锻炼身体的平衡感，增强对肌肉的控制能力，提高身体的柔韧性和协调性。以下介绍了一些利用瑜伽球做的动作，希望在练习过程中可以提高练习者的身体素质。

学习目标

（1）认知目标：掌握球瑜伽体式的练习步骤、功效和练习要点。
（2）技能目标：能够配合呼吸正确做出球瑜伽体式。
（3）情感目标：在练习过程中体会放松、舒缓及安定的感觉。

学习重点 *球瑜伽体式的练习步骤。*
学习难点 *在练习过程中，动作与呼吸相互配合。*

（一）坐球腿部伸展

1. 练习步骤

坐在瑜伽球上，双脚分开与髋同宽，脚踩实地面，小腿垂直于地面。伸腿，勾脚，臀部推球向后滚动的同时，吸气，双手带动上体向前、向下伸展，背部伸展，腹部、胸腔依次贴向腿部，如图 12-10。保持 3~5 个自然呼吸。

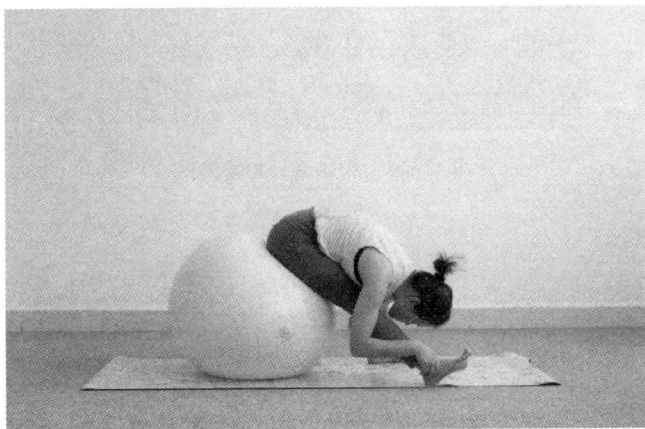

图 12-10　坐球腿部伸展

2. 功效

拉伸大腿后侧的肌肉，放松背部。

3. 注意事项

不要弓背、耸肩。在保持脊柱伸展的情况下，腹部、胸腔依次贴向腿部。

（二）瑜伽球三角伸展式

1. 练习步骤

三角伸展式准备，左脚向内转约 45°，右脚向外转约 90°。在保持身体稳定的条件下，右手带动上体向下并扶在瑜伽球上。吸气，左手向上伸展高举过头顶，眼睛通过手臂看向天花板，如图 12-11。

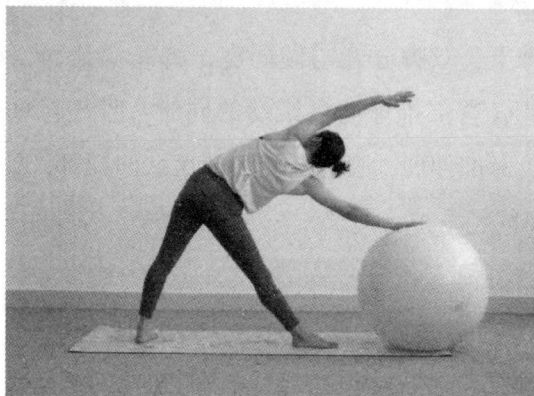

图 12-11　瑜伽球三角伸展式

2. 功效

在瑜伽球的辅助下，练习者可以更好地进入三角伸展式，拉伸侧腰，同时增强腿部力量，提升脊柱的柔韧性。

3. 注意事项

不要耸肩，不要含胸弓背，保持核心稳定，脚踩实地面。

（三）靠球腰扭转

1. 练习步骤

仰卧，屈膝在垫子上，将背部贴向球面，屈膝，双手十指相扣放在脑后。在保持稳定的前提下，以腰腹为轴，呼气，向右侧扭转，如图 12-12。保持 3~5 个自然呼吸。吸气，扭转回正，换反方向练习。

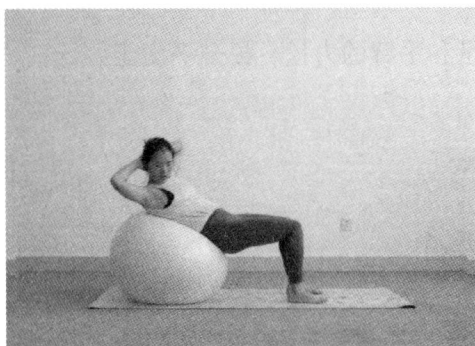

图 12-12　靠球腰扭转

2. 功效

既锻炼核心力量，又锻炼平衡能力。

3. 注意事项

不要耸肩，更多的是启动核心力量去扭转。

（四）平板支撑

1. 练习步骤

把瑜伽球放在瑜伽垫的后端，将脚和小腿放在瑜伽球上，双手撑地，收腹。双手压实地面，如图 12-13。保持 3~5 个自然呼吸。

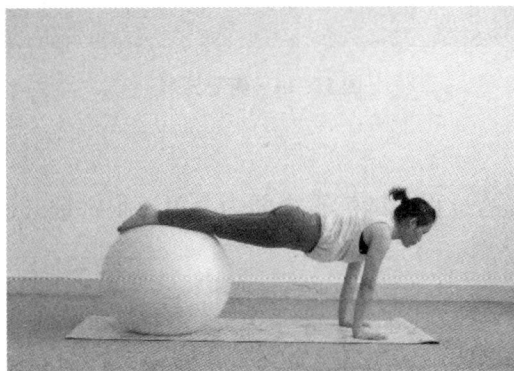

图 12-13　平板支撑

2. 功效

增强核心力量和手臂的力量，提升平衡能力。

3. 注意事项

不塌腰，不憋气。

（五）俯卧开肩

1. 练习步骤

将瑜伽球放在瑜伽垫的后端，跪立在瑜伽球的后侧。伴随着呼吸，身体沿瑜伽球向前滚动，将瑜伽球滚在腰腹部。呼气，在保持稳定的情况下，将手往前伸展，同时收紧核心，下巴贴地，如图12-14。伴随着呼吸，回到初始位置。

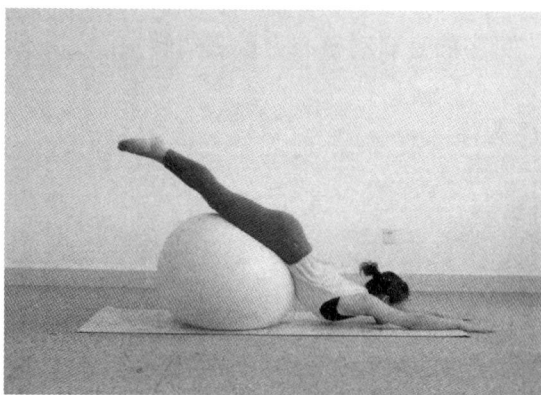

图 12-14 俯卧开肩

2. 功效

在锻炼核心的过程中锻炼平衡能力，可以很好地开肩，促进肩部血液循环。

3. 注意事项

手臂要贴实地面，保持核心稳定。

（六）跪立俯卧扭转

1. 练习步骤

跪立在瑜伽垫的后端，俯卧在瑜伽球上，双手十指相扣放在脑后。呼气，以腰腹为轴向右侧扭转，眼睛看向右后侧，如图 12-15。吸气，上体回正，换反方向练习。在这里可以做动态练习。

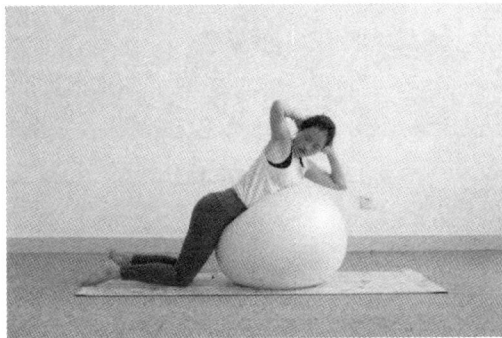

图 12-15　跪立俯卧扭转

2. 功效

锻炼腹内外斜肌，增强核心力量。

3. 注意事项

（1）如果膝关节不舒服，可以在膝下垫毛毯。

（2）不能耸肩，核心要保持稳定。

（七）瑜伽球战士二式

1. 练习步骤

三角伸展式准备，右脚向内转约 45°，左脚向外转约 90°。屈左膝，双手抱瑜伽球，身体转正，吸气，双手抱球向上高举，呼气，双肩下沉，眼睛看前方，如图 12-16。保持 3~5 个自然呼吸。吸气，伸直左腿，换反方向练习。在这里可以做动态练习。

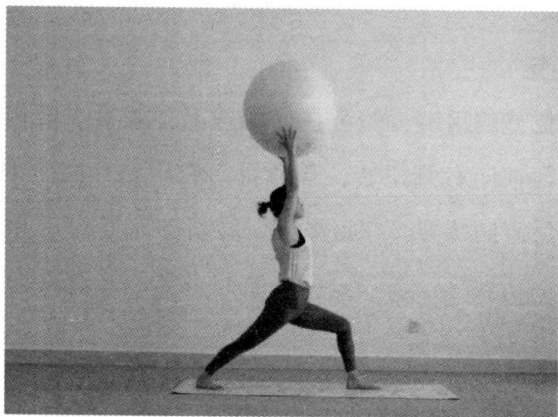

图 12-16　瑜伽球战士二式

2. 功效

增强腿部、背部和手臂的力量，缓解腰背部疼痛。

3. 注意事项

骨盆保持中正，上体挺直，不耸肩。

（八）瑜伽球战士三式

1. 练习步骤

山式站姿准备，把重心放在左脚，手抱球。在保持稳定的情况下，上体向前、向下直至平行于地面，右腿伸直平行于地面，如图 12-17。

2. 功效

锻炼专注力、平衡能力，增强腿部力量，锻炼臀部。

3. 注意事项

可以屈膝，帮助我们保护膝关节，不可耸肩。

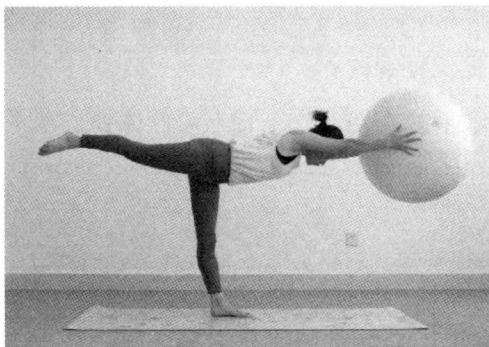

图 12-17 瑜伽球战士三式

（九）后仰支架式

1. 练习步骤

跪立，将瑜伽球放在身体后侧。在保持稳定的情况下，将瑜伽球从身体后侧滚动，滚到小腿处保持平衡，不仰头，收紧腹部，如图 12-18。保持 3~5 个自然呼吸。呼气，屈肘，双脚回到地面。

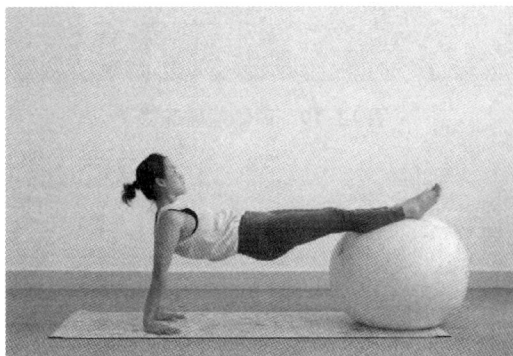

图 12-18 后仰支架式

2. 功效

增强核心力量，辅助开肩。

3. 注意事项

（1）不要仰头，收紧核心。

（2）初学者和手腕有伤者，不宜练习此体式。

（十）瑜伽球骆驼式

1. 练习步骤

跪立，双脚分开，将瑜伽球放在臀部后侧。在保持稳定的情况下，上体后仰在瑜伽球上，收紧腹部。如果可以，将头和手臂放在球上放松，如图 12-19。

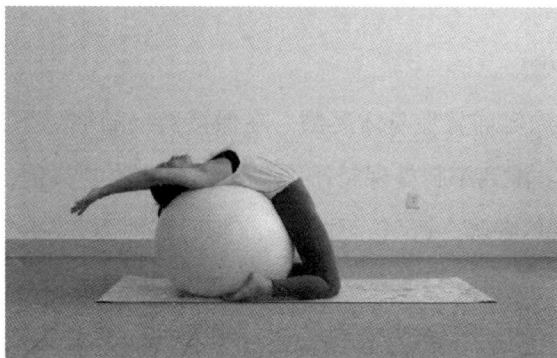

图 12-19　瑜伽球骆驼式

2. 功效

打开胸腔，提升脊柱的柔韧性。

3. 注意事项

（1）如果膝关节不舒服，可以在膝下垫毛毯。

（2）如果可以，肩膀尽量打开得更多一些。

三、弹力带辅助练习序列

引言

弹力带是由天然橡胶制成的，因为其本身有弹力，所以用来做抗阻练习，对锻炼肌肉力量非常有效。弹力带，也被叫作弹力圈，易于携带，使用简单方便且十分有效。弹力带不仅被应用在健身领域，如男士的力量训练和女士的修身训练，还被广泛应用在康复训练领域。使用弹力带训练时，可配合音乐，使训练变成一种能快速修身、加强心肺功能及改善体态的有氧训练。但是，练习者应该在专业人士的指导下或者自身已经有练习基础的情况下使用弹力带，否则容易受伤，还应根据自己的具体情况选择适合自己的弹力带。以下给大家介绍一些基础的、全身性的弹力带课程，希望大家在练习的过程中，力量和柔韧性都有所提升。

学习目标

（1）认知目标：掌握使用弹力带的体式的练习步骤、功效和注意事项。

（2）技能目标：能够配合呼吸正确做出使用弹力带的体式。

（3）情感目标：在练习中体会拉伸和核心稳定的感觉。

学习重点　使用弹力带的体式的练习步骤。

学习难点　在练习过程中，动作与呼吸相互配合。

（一）坐立扭转

1. 练习步骤

金刚坐姿准备，双手与肩同宽紧握弹力带。在保持稳定的前提下，以腰腹为轴，手臂、胸部向右侧倾斜拉伸。眼睛通过左臂看向天花板，如图 12-20。做 5 次动态练习。呼气，上体回正，换反方向练习。

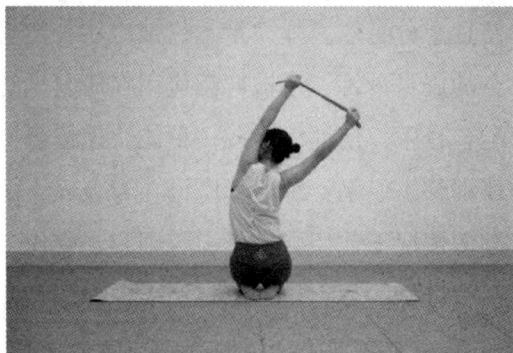

图 12-20 坐立扭转

2. 功效

（1）拉伸侧腰，同时开肩。

（2）促进消化。

3. 注意事项

（1）上体挺直，肩膀远离耳朵。

（2）手臂伸直，脊柱向上伸展，不弓背。

（二）坐立脊柱延展

1. 练习步骤

坐在瑜伽垫中间，双手与肩同宽紧握弹力带。吸气，双手向两侧打开，如图 12-21，呼气，含胸弓背低头。做 3~5 次动态练习。

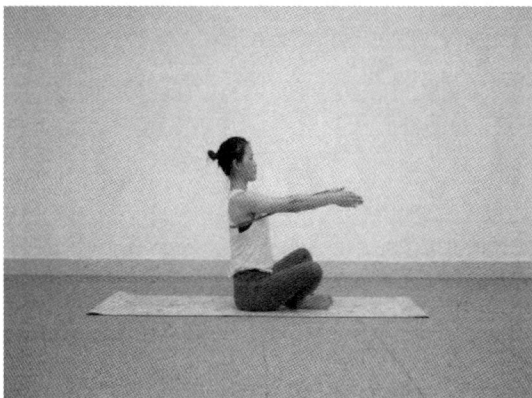

图 12-21　坐立脊柱延展

2. 功效

放松脊柱，提升脊柱的柔韧性。

3. 注意事项

保持顺畅的呼吸，不可憋气。

（三）弹力带单腿侧拉伸

1. 练习步骤

坐在瑜伽垫中间，屈左膝，左脚跟置于对侧腹股沟处，将弹力带捆绑在左脚、左手上。吸气，伸展脊柱，呼气，右手放在体前，左手带动上体向右侧倾斜拉伸，如图 12-22。保持 3~5 个自然呼吸。吸气，还原。换反方向练习。

2. 功效

提升脊柱的柔韧性，拉伸侧腰，加深呼吸。

3. 注意事项

在练习的过程中保持自然呼吸，不耸肩，不憋气。

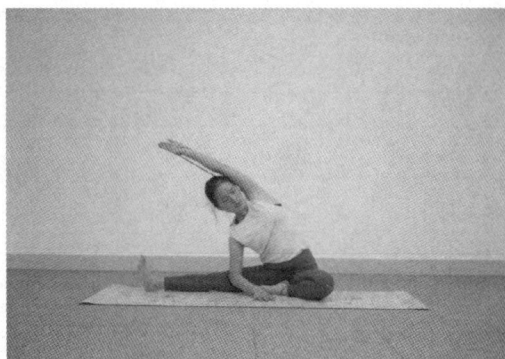

图 12-22　弹力带单腿侧拉伸

（四）简易鸽子式

1. 练习步骤

侧鸽式准备，屈右膝，把弹力带捆绑在左脚上并伸直左腿，收腹。双手抓住弹力带自然伸直放于身体两侧，吸气，双手向上高举过头顶，掌心相对，握住弹力带，如图 12-23。保持 3~5 个自然呼吸。呼气，还原。换反方向练习。

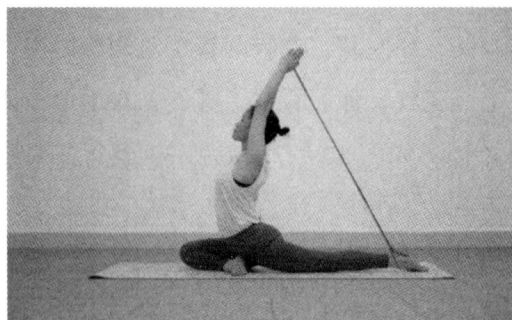

图 12-23　简易鸽子式

2. 功效

锻炼手臂。

3. 注意事项

上体挺直，不要后倾借力。

（五）单腿下犬式

1. 练习步骤

四角板凳式准备，将弹力带捆绑在左脚、左手上。在保持稳定的条件下，先来到下犬式，再伸直左腿，进入单腿下犬式，如图 12-24。保持 3~5 个自然呼吸。呼气，还原。换另一侧练习。

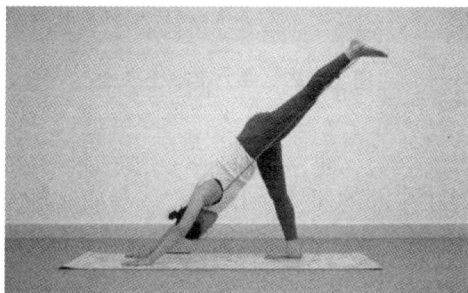

图 12-24　单腿下犬式

2. 功效

收紧手臂和腿部的肌肉，增强核心力量和平衡能力。使血液倒流，清醒头脑。

3. 注意事项

不耸肩，坐骨朝向天花板。支撑脚踩实地面。

（六）弹力带战士二式

1. 练习步骤

三角伸展式准备，将弹力带捆绑在左脚上，右脚向外转约 90°，左脚向内转约 45°。双手握住弹力带，脚踩实地面，压住弹力带，吸气，双手向上高举过头顶，来到战士二式，如图 12-25。吸气，还原。换反方向练习。

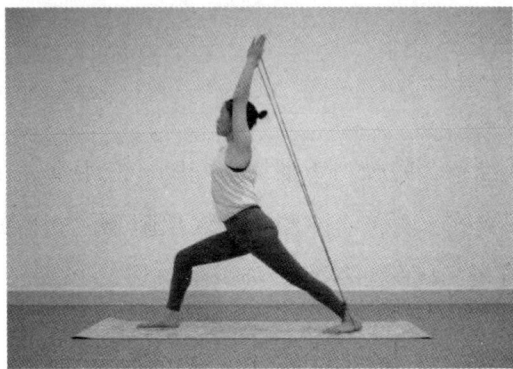

图 12-25　弹力带战士二式

2. 功效

收紧手臂后侧和背部的肌肉，增强肱三头肌和腿部的力量。

3. 注意事项

（1）不塌腰，不能过度仰头、弓背。

（2）肘部不要伸得过直，前侧膝关节不要超过脚尖。

（七）弹力带战士三式

1. 练习步骤

站立，双脚分开与髋同宽，将弹力带捆绑在左脚上，双手握住弹力带。呼气，左脚向后伸直，上体向前、向下直至平行于地面，身体保持一条直线，如图 12-26。保持 3~5 个自然呼吸。呼气，还原。换反方向练习。

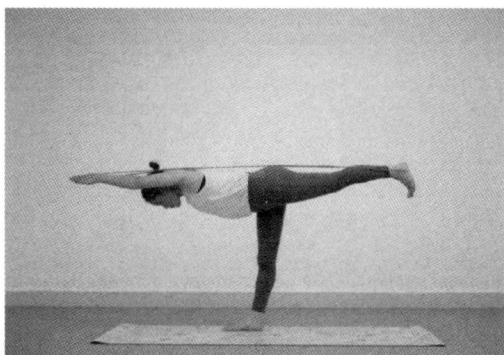

图 12-26　弹力带战士三式

2. 功效

收紧臀部和腿部的肌肉，提臀，增强背部力量。

3. 注意事项

（1）支撑腿可以微屈膝，后侧腿伸直平行于地面。

（2）背展平，肩远离耳朵。

（八）弹力带跪立侧展腿

1. 练习步骤

将弹力带捆绑在膝关节上方，四角板凳式准备，双脚分开与髋同宽。呼气，臀部发力，右腿向后、向上抬高，骨盆不要倾斜，如图 12-27。做 5 次动态练习。吸气，右腿回正。换左腿练习。

2. 功效

锻炼臀部肌肉群，提臀。

3. 注意事项

（1）不塌腰，收紧腹部，肘部不能超伸。

（2）大腿展开时臀部发力，并且大腿尽量平行于地面。

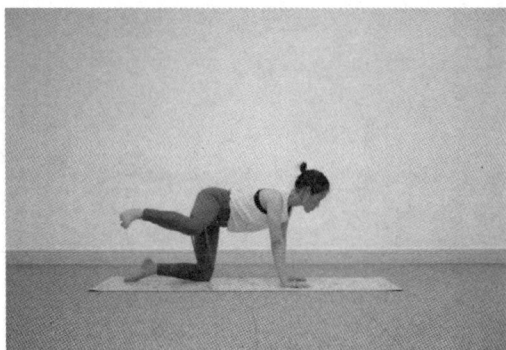

图 12-27　弹力带跪立侧展腿

（九）弹力带舞王式

1. 练习步骤

站立，上体挺直，将弹力带捆绑在右脚上，右手握住弹力带，左手扶髋。在保持稳定的情况下，身体向前、向下，同时抬高右脚，双手拉弹力带，胸腔打开，来到舞王式，如图 12-28。呼气，还原。换反方向练习。

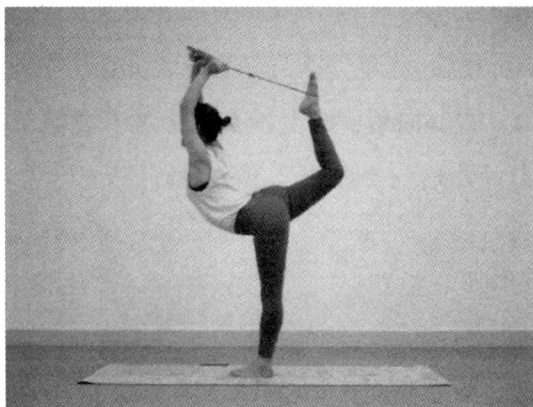

图 12-28　弹力带舞王式

2. 功效

（1）收紧腹部和腰部，减少多余脂肪。

（2）收紧后背，增强背部力量。

（3）打开胸腔，提升腰部的柔韧性。

3. 注意事项

上体保持稳定，不要左右移动。核心保持稳定，骨盆尽量保持正位。

四、艾扬格椅子辅助练习

引言

艾扬格椅子又称瑜伽椅，是著名的瑜伽练习辅具，由艾扬格大师创造。艾扬格大师改变了瑜伽的训练形式与理念，形成了现在的艾扬格体系，其特点是利用辅助工具通过系统训练达到改善身体的目的。很多瑜伽馆都会开设专门的椅子瑜伽特色课程。瑜伽椅可以给练习者提供一个恰到好处的、稳定的支点，从而帮助练习者完成很多体式的练习。

学习目标

（1）认知目标：掌握使用瑜伽椅的体式的练习步骤、功效和注意事项。

（2）技能目标：能够配合呼吸正确做出使用瑜伽椅的体式。

（3）情感目标：在练习过程中体会放松、舒缓及安定的感觉。

学习重点　使用瑜伽椅的体式的练习步骤。

学习难点　在练习过程中，动作与呼吸相互配合。

（一）瑜伽椅三角伸展式

1. 练习步骤

三角伸展式准备，左脚向内转，右脚、右手放在瑜伽椅上。在保持稳定的情况下，左手向上伸直，眼睛通过手臂看向天花板，如图 12-29。

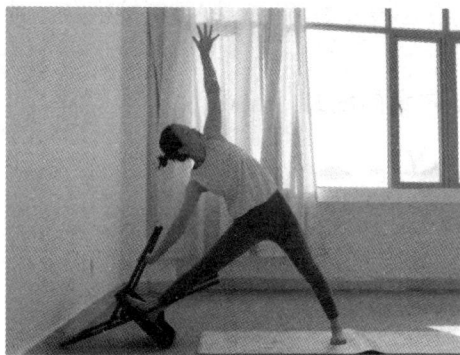

图 12-29　瑜伽椅三角伸展式

2. 功效

用瑜伽椅辅助拉伸侧腰、大腿后侧的肌肉，缓解腰背部疼痛。

3. 注意事项

（1）不可耸肩，膝关节要伸直。

（2）上侧手臂尽可能向上伸展，这样会加强对侧腰的拉伸。

（二）瑜伽椅三角扭转式

1. 练习步骤

三角伸展式准备，左脚向内转约 45°，将右脚、左手放在瑜伽椅上。在保持稳定的情况下，右手向上伸直，眼睛通过手臂看向天花板，如图 12-30。

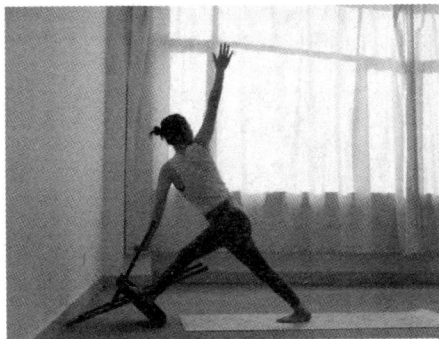

图 12-30 瑜伽椅三角扭转式

2. 功效

（1）扭转胸腔，促进消化。

（2）打开肩膀和胸腔，改善圆肩驼背。

3. 注意事项

（1）不可耸肩，膝关节要伸直。

（2）上侧手臂尽可能向上伸展，这样会加强对侧腰的扭转。

（三）瑜伽椅幻椅式

1. 练习步骤

山式站姿准备，双手扶髋，臀部往下、往后坐，直至臀部贴向瑜伽椅。吸气，双手向上伸展，掌心相对，手臂靠近耳朵，呼气，双肩远离耳朵，如图 12-31。保持 3~5 个自然呼吸。呼气，双手扶髋，还原。

2. 功效

增强臀部和腿部的力量，改善圆肩驼背。

3. 注意事项

（1）膝关节不超过脚尖。

（2）腰疼的人不宜练习此体式。

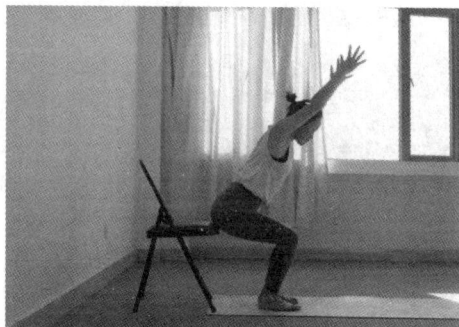

图 12-31 瑜伽椅幻椅式

（四）站立开肩

1. 练习步骤

双脚分开与髋同宽，吸气，双手至体侧向上伸展，掌心相对。呼气，双手放在瑜伽椅上，掌心向下，伴随每次呼气，肩膀往下拉伸得更多，如图 12-32。

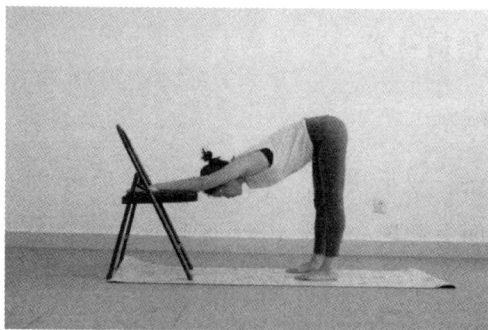

图 12-32 站立开肩

2. 功效

拉伸大腿后侧肌群，改善圆肩驼背。

3. 注意事项

不可耸肩和弓背，也不要过度下压肩关节。

拓展 12

瑜伽辅具的发明

　　使用瑜伽辅具的练习方式由艾扬格创造，目的是帮助练习者更好地完成练习。他认为瑜伽辅具有助于练习者伸展、放松身体或找到身体的正位。这些辅具在练习过程中给练习者提供了支持，从而帮助练习者停留在关键体式或进行细微调整。

第十三章　校园瑜伽：放松身心

> 瑜伽如同一面镜子，让我们从内向外看自己。
>
> ——艾扬格

引言

　　大学是我们的新起点，选择决定高度，因此我们要在大学中为就业做好准备。拥有一技之长，会让人生方向更加清晰。在大学中，学生需要面对学习、人际交往等方面的压力，这时候学生的身体健康管理就值得注意了。有了健康的身体，才有机会追求理想，因此本书接下来会向大家介绍"教室瑜伽、宿舍瑜伽、湖畔瑜伽、双人瑜伽"四个部分。其中，"教室瑜伽、宿舍瑜伽"的练习目的是让学生在学习之余拉伸、放松身体，消除疲劳。湖畔瑜伽的练习目的是让学生在大自然中放松身心，享受快乐的大学时光。如果校内没有湖畔，在操场和教室外任何方便练习的地方皆可。双人瑜伽除了带给学生美的享受之外，更多的是让学生在互动、合作中培养默契，拉近彼此之间的距离，因此双人瑜伽可以作为一种社交媒介。因为湖畔瑜伽要求场地，双人瑜伽对学生的身体素质要求较高，所以本章对练习湖畔瑜伽和双人瑜伽不做任何强制目标要求，学生可根据自身情况选择练习。

学习目标

（1）认知目标：了解教室瑜伽、宿舍瑜伽的体式的练习步骤、功效和注意事项，了解湖畔瑜伽与双人瑜伽的练习目的。

（2）技能目标：能够配合呼吸正确做出教室瑜伽、宿舍瑜伽的体式。

（3）情感目标：首先，在所有的练习过程中，感受身体上、精神上的放松感；其次，在双人瑜伽练习过程中感受两人的默契，提升合作能力。

学习重点 教室瑜伽、宿舍瑜伽的体式的练习步骤。

学习难点 在练习过程中，动作与呼吸相互配合。

一、教室瑜伽

在图书馆或教室坐一整天，身体无比疲倦，用三分钟的时间练习瑜伽，可以适当缓解疲劳，促进脊柱健康和头脑血液循环，滋养面部，从而让我们在一整天的学习中都充满活力。

（一）颈部侧拉伸

1. 练习步骤

端坐在教室的椅子上，挺直腰背。将一只手从头顶绕过贴于对侧的耳朵上，微微发力，充分拉伸斜方肌，放松紧张的肌肉，如图13-1。保持3~5个自然呼吸。换反方向练习。

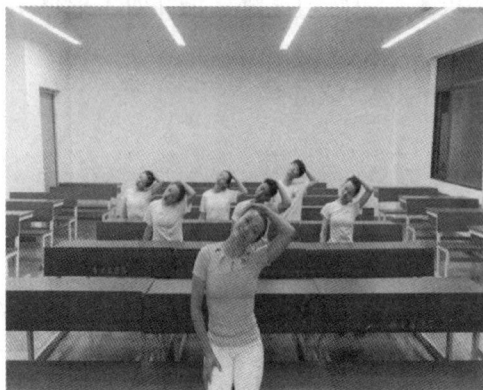

图 13-1 颈部侧拉伸

2. 功效

拉伸斜方肌，改善其僵硬和紧缩的状态，缓解疲劳。

3. 注意事项

拉伸时动作要轻柔缓慢，不要过度拉伸，以免产生不适。如果感到疼痛要及时停止，拉伸动作要与呼吸相配合。

（二）颈部放松

1. 练习步骤

端坐在教室的椅子上，挺直腰背。头部后仰，眼睛看向天花板。双手合十，抵于下巴下方，充分拉伸颈部，如图 13-2。静止不动，保持3~5 个自然呼吸。

2. 功效

拉伸颈部肌肉，缓解颈椎压力，有助于减少颈纹。

3. 注意事项

挺直腰背，眼睛看向天花板，手轻触下颌。

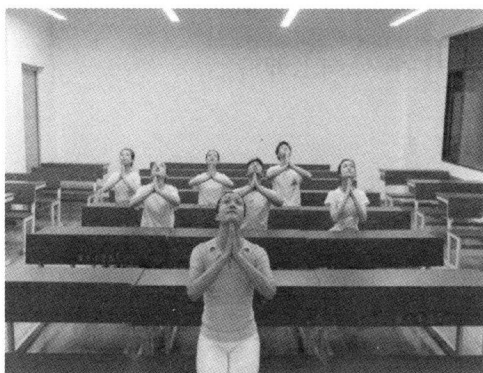

图 13-2 颈部放松

（三）肩颈舒展

1. 练习步骤

端坐在教室的椅子上，挺直腰背。双手手背在头顶相向，手指交叉，眼睛直视前方，双手尽量往上伸展，如图 13-3。静止不动，保持3~5 个自然呼吸。

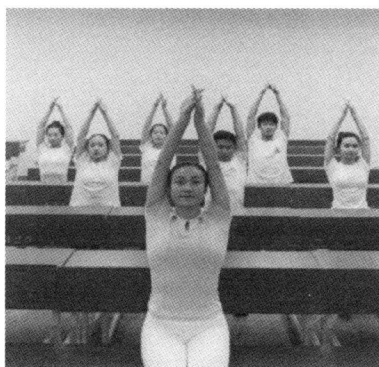

图 13-3 肩颈舒展

2. 功效

充分拉伸手臂的肌肉。

3. 注意事项

挺胸，手臂、脊柱充分向上伸展。

(四) 坐姿摩天式

1. 练习步骤

端坐在教室的椅子上，挺直腰背。双手高举过头顶，并十指相扣，翻转掌心朝上，眼睛直视前方，双手尽量往上伸展，如图 13-4。静止不动，保持 3~5 个自然呼吸。

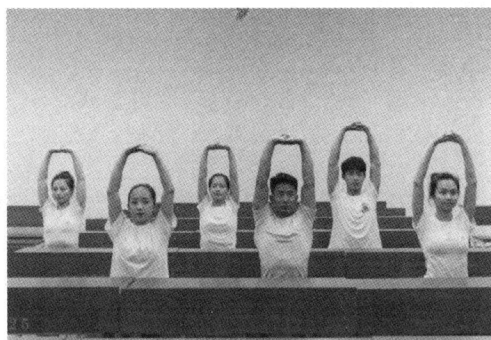

图 13-4　坐姿摩天式

2. 功效

充分拉伸手臂肌肉。

3. 注意事项

挺胸，手臂、脊柱充分向上伸展。

(五) 肩颈放松

1. 练习步骤

坐在教室的椅子上，臀部尽量往后移，额头贴在桌子上。双手向前伸，稍弓背，充分拉伸肩背部，放松紧张的肌肉，如图 13-5。静止不动，保持3~5个自然呼吸。

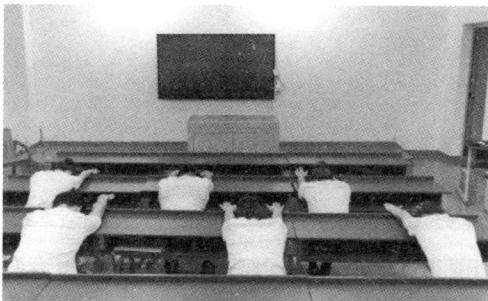

图13-5 肩颈放松

2. 功效

拉伸背部，保护韧带，促进血液循环，缓解肌肉紧张，减轻背部疼痛。

3. 注意事项

挺胸收腹，保持腰背挺直，手臂前伸，臀部后坐至背部有拉伸的感觉即可。

（六）开肩练习

1. 练习步骤

端坐在教室的椅子上，挺直腰背。反手去抓后面的桌子，脊柱向上伸展。吸气，打开胸腔。保持3~5个自然呼吸。腰腹部收紧，抬头看向天花板，如图13-6。

2. 功效

充分拉伸三角肌前束，缓解肌肉疲劳。

3. 注意事项

动作要做准确，根据自身肩关节的灵活性来做动作，以免肩关节受伤。

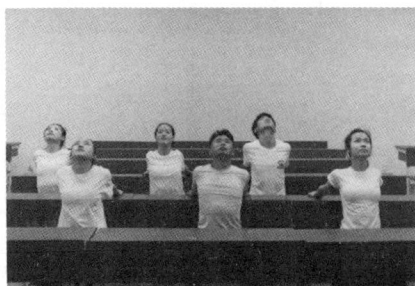 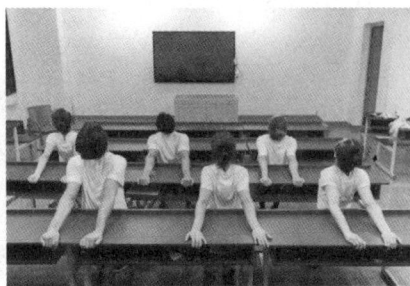

正面   背面

图 13-6　开肩练习

(七) 放松肩胛

1. 练习步骤

端坐在教室的椅子上，挺直腰背。吸气，打开胸腔。屈肘，手指触肩，如图 13-7①。双肘同时向前或向后绕环，如图 13-7②。做 8～12 次动态练习。

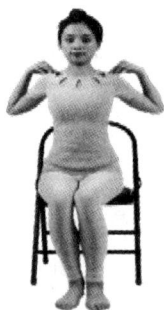   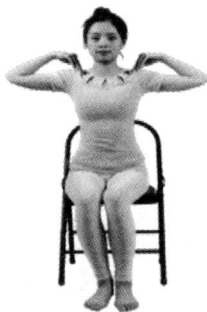

①   ②

图 13-7　放松肩胛

2. 功效

拉伸肩部，缓解肩部疲劳。

3. 注意事项

绕环时，速度尽量放慢，充分向外用力，肩膀下沉，不要耸肩。

（八）柔韧脊柱

1. 练习步骤

端坐在教室的椅子上，挺直腰背。扭转上体，眼睛看向后侧肩头的方向。左手放在身后的桌子上，右手平放在身前的桌子上，如图 13-8。静止不动，保持 3~5 个自然呼吸。换反方向练习。

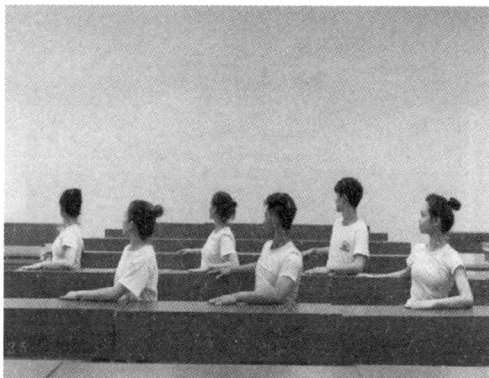

图 13-8　柔韧脊柱

2. 功效

提高肩部肌群的弹性，缓解酸痛感，促进肌群修复，在一定程度上提升肩关节的灵活性。

3. 注意事项

动作要做准确，幅度不要过大，速度不宜过快，以有轻微拉伸感为宜。拉伸时不应出现疼痛的现象，如果出现不适、疼痛要停止拉伸。

（九）坐姿侧伸展

1. 练习步骤

端坐在教室的椅子上，挺直腰背。右手撑在椅子上，左手掌心向右，眼睛看向左手手肘的位置。呼气时，左手带动上体向右倾斜，充分拉伸侧腰，如图13-9。保持3~5个自然呼吸。换反方向练习。

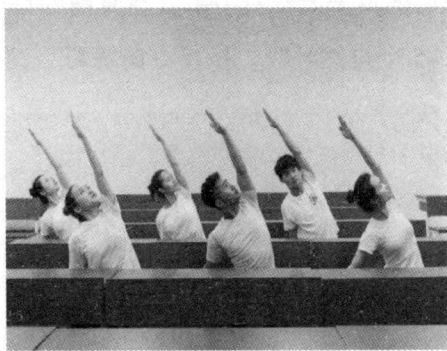

图13-9 坐姿侧伸展

2. 功效

减少腰腹部的多余脂肪，拉伸侧腰肌肉。

3. 注意事项

拉伸时力量要均匀，否则容易造成肌肉损伤。

（十）双人互助侧拉伸

1. 练习步骤

端坐在教室的椅子上，挺直腰背。一个人的左手搭在桌子上，另一个人的右手搭在桌子上。头向桌子那侧倾斜。将另一只手绕过头顶与对方的手连接在一起，如图13-10。收紧核心，充分拉伸脊柱。

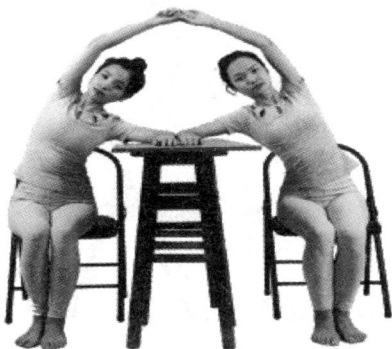

图 13-10 双人互助侧拉伸

2. 功效

提升脊柱的柔韧性，拉伸腰部和肋骨处的肌肉组织。

3. 注意事项

动作要做准确，根据自身肩关节的灵活性来做动作，以免肩关节受伤。

（十一）手臂侧拉伸

1. 练习步骤

端坐在教室的椅子上，挺直腰背。双手前平举，掌心相对。将左肘伸到右肘上部，双掌交叉，如图 13-11。保持 3~5 个自然呼吸。

2. 功效

充分拉伸手臂内侧与外侧肌群，舒展胸部、肩部肌群。

3. 注意事项

手臂充分向上伸展，挺胸，脊柱向上伸展。

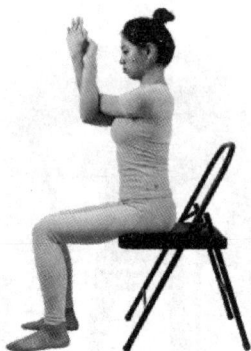

图 13-11 手臂侧拉伸

（十二）手臂后拉伸

1. 练习步骤

端坐在教室的椅子上，挺直腰背。双手斜上举，掌心朝前，屈右手握住左手的上臂外侧，左臂向外伸展。眼睛看向正前方，如图 13-12。保持 3~5 个自然呼吸。换另一侧练习。

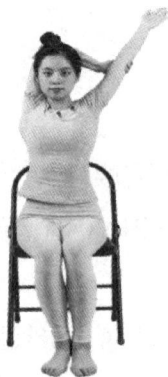

图 13-12 手臂后拉伸

2. 功效

缓解手臂酸痛。

3. 注意事项

挺直腰背，肩胛骨下沉，手臂要充分向外伸展，使之得到充分拉伸。

（十三）背部放松

1. 练习步骤

直体俯身，双手搭椅背，腰背、双臂伸展。吸气，打开胸腔，如图 13-13。做 8~12 次动态练习。

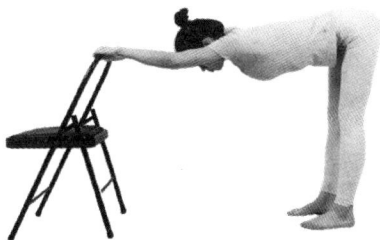

图 13-13　背部放松

2. 功效

拉伸肩部，缓解背部、肩部疲劳。

3. 注意事项

不要塌腰和弓背，臀部、腰部、背部、头部成一条直线。

（十四）单腿跪姿拉伸

1. 练习步骤

山式站姿准备，上体离椅子的前端约半个手臂的距离。折叠右腿，左腿伸直，左脚踩实地面，双手握住椅子的靠背。眼睛直视前方，如图 13-14。保持 3~5 个自然呼吸。换反方向练习。

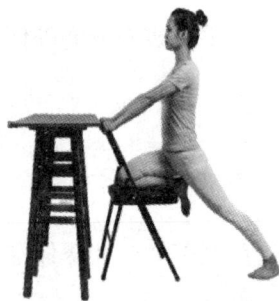

图 13-14　单腿跪姿拉伸

2. 功效

充分拉伸伸直腿的大腿后侧，提高身体的柔韧性。

3. 注意事项

不要将伸直腿的膝关节锁死，拉伸时不应出现疼痛的现象，如果出现不适、疼痛要停止练习。

二、宿舍瑜伽

学生学习了一天后回到宿舍，想去健身房或者瑜伽教室锻炼一下，但是有时候会受到时间、空间等因素的影响，导致心有余而力不足，怎么办？这时候简单易做且省心省力的宿舍瑜伽就派上用场了。

宿舍瑜伽的动作简单轻柔，有放松身心、平复情绪、帮助睡眠的作用。

（一）锁腿式

1. 练习步骤

仰卧，屈左膝，双手环抱左小腿，调整呼吸。右腿紧贴瑜伽垫，肩膀外展。左腿要向下、向前发力，通过手与小腿的对抗来释放背部的压力，如图 13-15。

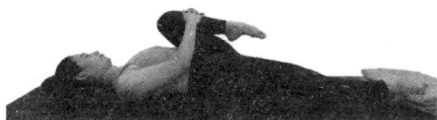

图 13-15 锁腿式

2. 功效

有效按摩腹部，缓解便秘和胀气。

3. 注意事项

后腰压向瑜伽垫，身体的重心不可偏向一侧。

（二）仰卧束角式

1. 练习步骤

坐在瑜伽垫上，屈右膝，右脚靠近左大腿根部。屈左膝，双脚并拢，仰卧。双手在头顶上方合十，如图 13-16。

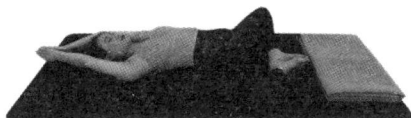

图 13-16 仰卧束角式

2. 功效

拉伸大腿内侧，提升髋关节的灵活性。

3. 注意事项

髋部放松。

（三）仰卧扭背

1. 练习步骤

仰卧，双脚伸直并拢，双臂打开成一条直线，紧贴地面。吸气，屈双腿，使大腿与上体大约成90°，保持数秒。呼气，头向右转，下肢向左扭转，双脚脚尖回勾，左手扶在右膝上，右手屈肘上举，如图13-17。保持数秒。

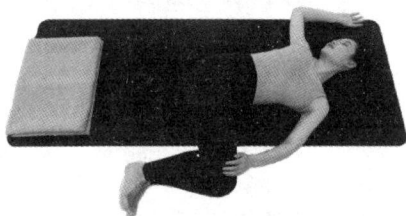

图13-17　仰卧扭背

2. 功效

增强腹部和腰侧肌肉的力量，活动髋关节。

3. 注意事项

上体要紧贴瑜伽垫，不要弓背。

（四）剪刀腿

1. 练习步骤

仰卧，手臂伸直放在身体两侧，手掌贴在瑜伽垫上。双腿伸直，收腹挺胸，略微抬高双腿。将右侧腿部向上举高，右腿在上，左腿在下，如图13-18①。交换腿，左腿在上，右腿在下，如图13-18②，交替重复。

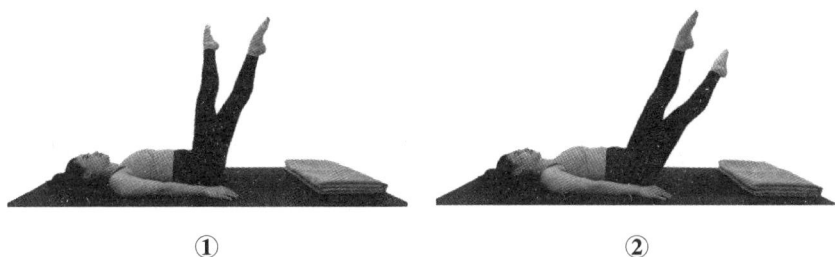

① ②

图 13-18 剪刀腿

2. 功效

强健单侧下腹部肌肉，强化核心肌群。

3. 注意事项

背部和头部要紧贴瑜伽垫。

（五）蝗虫式变体

1. 练习步骤

俯卧，双手放在耳朵两侧。上体抬起，胸部离地，双手下拉至肩部两侧，如图 13-19。可以做动态练习，也可以保持静止。

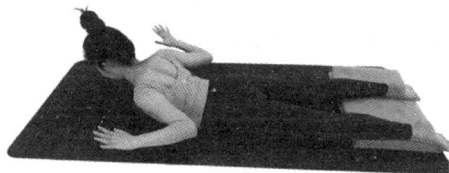

图 13-19 蝗虫式变体

2. 功效

增强背部力量。

3. 注意事项

腹部贴于地面。腰部疼痛者不宜练习此体式。

(六) 圣哲玛里琪三式

1. 练习步骤

直角坐姿准备,回勾脚尖。折叠右腿,右脚放在左大腿外侧,踩实地面。左手的手肘置于右膝外侧,与右腿形成一股对抗的力,右手撑在地面上,如图13-20。保持3~5个自然呼吸。换反方向练习。

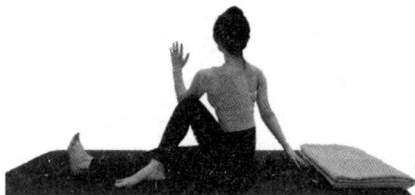

图13-20 圣哲玛里琪三式

2. 功效

按摩内脏,促进消化。

3. 注意事项

促进脊柱的健康,缓解背部疼痛。

(七) 侧卧抬腿

1. 练习步骤

侧卧,右手托住头部,左手放在肚脐前,手掌张开,掌心向下用力撑住地面。放松身体,然后吸气,绷直脚尖,慢慢地向上抬起左腿,右腿弯曲约90°,如图13-21。呼气,左腿缓慢地向下。做8~12次动态练习。换反方向练习。

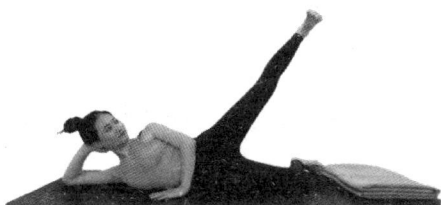

图 13-21　侧卧抬腿

2. 功效

锻炼臀部肌肉，塑造腿型。

3. 注意事项

髋部始终垂直于地面，后脑勺、肩膀、臀部和左脚跟应该保持在一个平面上。

（八）动态臀桥

1. 练习步骤

仰卧，屈双腿，双脚间距略宽于肩，如图 13-22①。脚跟踩地发力将臀部抬起，当臀部抬起时，上背部支撑地面，如图 13-22②，当臀部下落时，下背部贴地，但臀部悬空。呼气，臀部抬起，吸气，臀部下落。做 8~12 次动态练习。

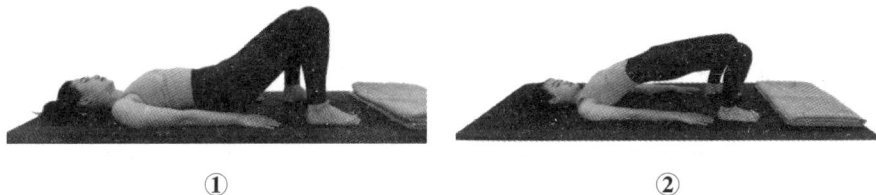

①　　　　　　　　　　　　　　　②

图 13-22　动态臀桥

2. 功效

锻炼臀部肌肉，塑造腿型。

3. 注意事项

臀部抬到顶点时要收紧核心，双脚的距离不能太宽。

（九）大拜式

1. 练习步骤

跪立，双脚并拢，拇指贴靠，双腿并拢，臀部坐向脚跟，身体前倾，腹部贴靠大腿。前额触地，颈部放松，向前伸展手臂，掌心贴地，如图 13-23。

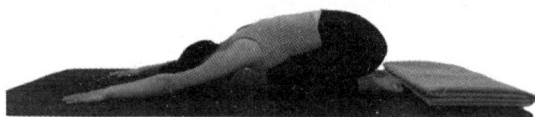

图 13-23　大拜式

2. 功效

压缩膈肌，增强呼吸功能，使身体平静。

3. 注意事项

腹部与大腿应该紧贴在一起，手臂尽量往前伸展。

三、湖畔瑜伽

湖畔瑜伽的练习目的是让学生在大自然中放松身心，享受快乐的大学时光。如果校内没有湖畔，在操场和教室外任何方便练习的地方皆可。

（一）神猴式-舞王式

1. 练习步骤

此体式为两人配合的体式。一个人在高处，做舞王式，左大腿后侧发力，往高处抬。另一个人在低处，做神猴式，右手放于左大腿后侧处，如图13-24。

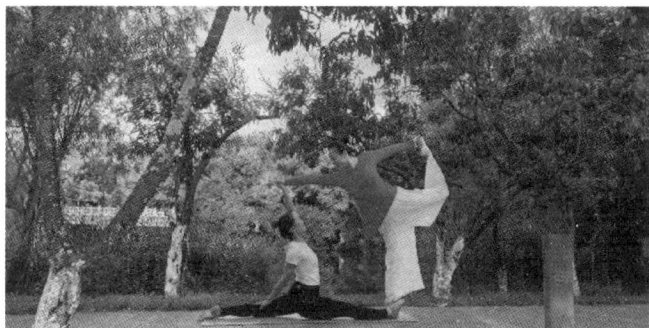

图13-24　神猴式-舞王式

2. 功效

（1）促进身体的血液循环。

（2）治疗坐骨神经痛和其他腿部疾患，强健腹部和大腿肌肉。

（3）提高专注力。

3. 注意事项

（1）做舞王式时，支撑腿的脚要踩实地面，抬高的腿尽量向身体内侧靠，不要向外打开。

（2）做神猴式时，保持髋部中正，前腿髋关节屈曲，内转并内收，膝关节伸直，后腿髋关节伸直。

（3）两人连接时要注意动作与呼吸相互配合，连接的手掌要发力。

（二）展臂式–手倒立

1. 练习步骤

此体式为两人配合的体式。一个人做手倒立，另一个人身体后弯，后弯人的手抓住倒立人的脚，形成一个连接，使体式保持稳定，如图 13-25。

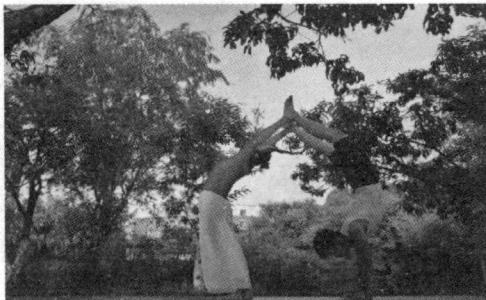

图 13-25　展臂式–手倒立

2. 功效

（1）矫正不良体态，增强呼吸功能。

（2）预防和治疗各种长期直立和劳累带来的疾病。

3. 注意事项

（1）练习时应集中注意力，结合自身的实际情况练习。

（2）后弯之前要充分拉伸脊柱，倒立时手臂发力往上顶，当动作做到极限时，两人发力要均衡，动作要缓慢。

（三）双人船式

1. 练习步骤

此体式为两人配合的体式。两人以坐姿相对，各抬高一只脚，与对方脚掌心相对，双手放在臀部两侧撑地，身体稍微往后倾斜，抬头向高处看，如图 13-26。

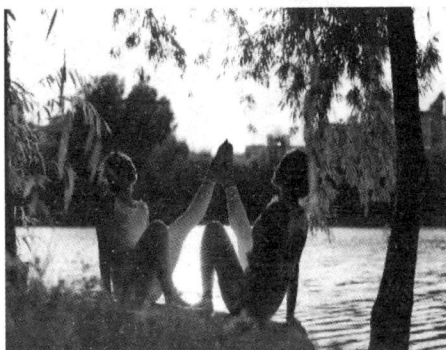

图 13-26 双人船式

2. 功效

使内心平静。

3. 注意事项

腰背要挺直，臀部坐实地面，抬高的腿发力往上蹬。

（四）跪姿后展

1. 练习步骤

金刚跪姿准备，臀部离开脚跟，双手合十，拇指抵住眉心，如图 13-27。

2. 意境

要用心去感觉，你的身体变得很轻很轻，轻得几乎能在空中漂浮，你的身体又变得很重很重，重得就要陷入地下。这时候心情变得更加愉悦，身体也得到了充分放松。

3. 注意事项

身体不要过度后弯。

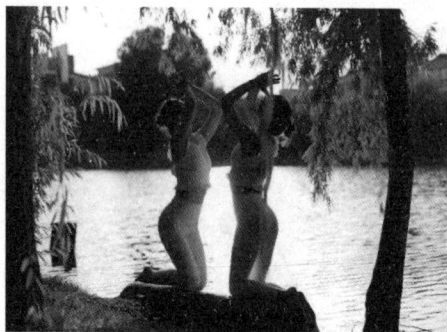

图 13-27　跪姿后展

（五）坐姿伸展

1. 练习步骤

盘坐，双手在头顶上方树式上举，沉肩，肩胛往下沉，如图 13-28。

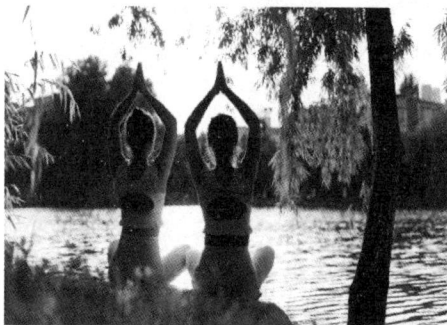

图 13-28　坐姿伸展

2. 意境

轻轻地闭上双眼，感受外界美妙的旋律。逐渐放慢呼吸节奏，放松面部表情，舒展眉心，嘴角微微上翘。挺直腰背，放松双肩，让脊柱向上无限延伸，渐渐带走一身的疲惫。

3. 注意事项

背部挺直，呼吸和缓，心绪宁静。

四、双人瑜伽

双人瑜伽除了带给学生美的享受之外，更多的是让学生在互动、合作中培养默契，拉近彼此之间的距离，因此双人瑜伽可以作为一种社交媒介。因为双人瑜伽对学生的身体素质要求较高，所以学生可根据自身情况选择练习。

（一）蝗虫式-仰卧直角

1. 练习步骤

（1）男生仰卧，双腿微屈。女生站在男生的臀部后方，面朝男生，髋部贴靠男生的双脚，两人的双手十指相扣，保持身体稳定。

（2）男生蹬直双膝，女生顺势身体前倾，双脚离地。待身体稳定以后，松开男生的手，做蝗虫式，男生的双臂放在身体两侧辅助支撑，如图13-29。

（3）两人再次双手互相扶稳，男生屈膝将女生稳稳地送回到地面。

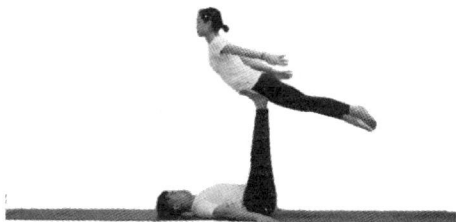

图13-29 蝗虫式-仰卧直角

2. 注意事项

（1）男生勾双脚用力往上伸展，双手用力压实地面。

（2）女生需收紧核心，背部发力。

（二）双人半月进阶式

1. 练习步骤

（1）两人前后山式站姿准备。

（2）抬起右脚并用右手握住，右脚跟尽量靠近右侧臀部，双膝在同一条垂线上。上体向下俯，左手掌在左脚前方推地支撑，左膝蹬直。眼睛看向手指的位置，如图13-30。

（3）右手松开右脚，左手推地起身，还原。

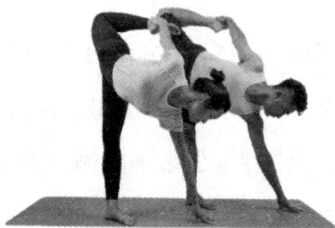

图13-30 双人半月进阶式

2. 注意事项

（1）支撑腿需伸展，髌骨上提，右手与右脚对抗，尽可能加大双脚分开的距离，目视地面。

（2）膝关节、踝关节、髋部活动受限者，不宜练习此体式。

（三）双人树式

1. 练习步骤

（1）两人左右山式站姿准备。

（2）女生做左树式，男生做右树式，两人的姿势相对称，如图12-31。

（3）两人的脚落地，还原。

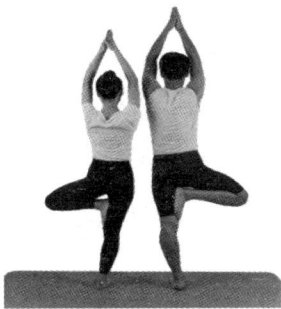

图 12-31　双人树式

2. 注意事项

（1）支撑腿外侧往内推与脚掌对抗，骨盆中正，背部向上伸展。

（2）膝关节、踝关节不适者，不宜练习此体式。

（四）幻椅式–展臂式进阶

1. 练习步骤

（1）两人相对站立，相隔约一个脚掌的距离。

（2）两人双手相握，男生屈膝约 90°，女生踩在男生的大腿前侧。站稳之后，男生双手扶在女生的腰上，身体重心可以稍微往后移，女生做后弯动作，使体式稳定，如图 13-32。

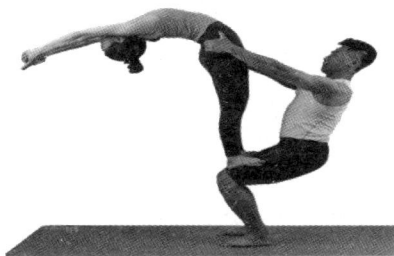

图 13-32　幻椅式–展臂式进阶

（3）女生上体前回，男生身体重心向前移，女生握住男生的手，脚回到地面。

2. 注意事项

（1）女生的脚不要踩在男生的膝关节或腰部上。

（2）背部、踝关节不适者，不宜练习此体式。

（五）仰卧单腿直角-轮式

1. 练习步骤

（1）男生仰卧，女生站在男生的右侧。

（2）男生在下方屈左腿做支撑，右脚蹬在女生骶骨的位置，将女生推送起来。女生在上方做身体后弯，收左腿，右手、右脚与男生的双手相连接，以此稳定体式，如图13-33。

（3）男生屈膝向下，松开双手。女生的脚落地起身，回到男生的右侧。男生放下抬高的右腿，站立起身。

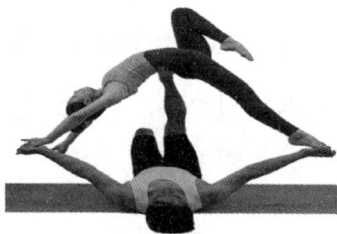

图13-33　仰卧单腿直角-轮式

2. 注意事项

（1）男生的脚应蹬在女生骶骨的位置而非腰处。女生收紧核心，背部发力。

（2）腰部不适者，不宜练习此体式。

（六）幻椅式进阶–手倒立

1. 练习步骤

（1）两人反方向站立，相距约半个手臂的距离。

（2）一个人做手倒立屈膝，另一个人做站立屈膝后弯。做站立屈膝后弯的人的手要抓住做手倒立屈膝的人的脚趾，形成一个连接，以此稳定体式，如图13-34。

（3）松开手与脚之间的连接，做手倒立屈膝的人在放下双腿之后做婴儿式，使大脑血液回流。做站立屈膝后弯的人松开双手还原到初始姿势。

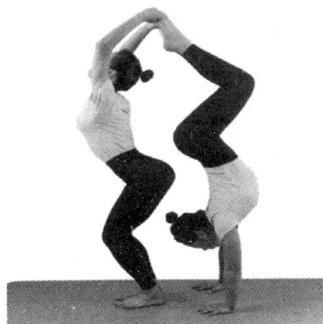

图13-34 幻椅式进阶–手倒立

2. 注意事项

（1）两人皆屈髋、屈膝，做站立屈膝后弯的人需把胸腔打开。

（2）腰部、手腕不适者，不宜练习此体式。

（七）双人单腿下犬式

1. 练习步骤

（1）两人站在瑜伽垫的两端。

（2）一个人先做单腿下犬式，另一个人背向站在他的背部前方，做倒立，两个人的肩部、臀部、单腿贴靠在一起。倒立的人将另外一条腿往高处抬，肩部紧贴在做单腿下犬式的人的肩上，如图13-35。

（3）倒立的人向前收回，回到站立位。做单腿下犬式的人先回到下犬式，再回到站立位。

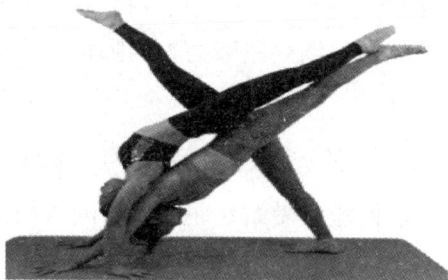

图13-35 双人单腿下犬式

2. 注意事项

（1）两人接触的部位需相互贴实。

（2）建议有力量训练基础的练习者，在专业老师的指导下练习此体式。

（八）神猴式-分腿倒立式

1. 练习步骤

（1）两人背对背站在瑜伽垫的中段，相距约半个手臂的距离。

（2）站在右边的人做神猴式。待其体式稳定之后，左边的人将手放在她右腿的两边，做分腿倒立式。做神猴式的人的左手抓住做分腿倒立式的人的左腿，使之体式稳定，如图13-36。

（3）做神猴式的人松手，做分腿倒立式的人放下腿后做婴儿式，使大脑血液回流。

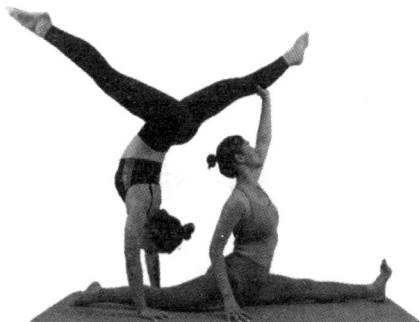

图13-36 神猴式–分腿倒立式

2. 注意事项

（1）做神猴式的人需把力传给做分腿倒立式的人，以保持体式稳定。

（2）建议有力量训练基础的练习者，在专业老师的指导下练习此体式。

（九）单手鸽王式–仰卧直角

1. 练习步骤

（1）男生仰卧，女生站在男生的臀部后方，面朝男生。

（2）两人双手相握。男生屈膝，双脚蹬在女生的髋部后蹬直双膝，做组合一体式（蝗虫式–仰卧直角）。待体式稳定后，男生的左脚离开女生的髋部，蹬住女生右膝上方大腿后侧的位置。女生屈膝，将右脚回勾在男生的左小腿上。待体式稳定后，男生的右脚蹬在女生左膝上方大腿前侧的位置。男生给女生适当的力，将女生推送起来，女生做鸽子式，如图13-37。

（3）女生松开左手。两人双手相扣，保持稳定。女生解开双腿，回到组合一体式。女生先退出体式，回到瑜伽垫上，男生再退出体式。

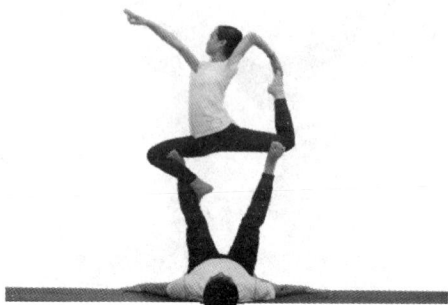

图 13-37 单手鸽王式-仰卧直角

2. 注意事项

(1) 两人接触的部分，皆需发力来保持稳定，同时收紧核心，维持稳定。

(2) 建议有力量训练基础的练习者，在专业老师的指导下练习此体式。

（十）双人上体后展

1. 练习步骤

(1) 两人面对面站立，相距约半个脚掌的距离。

(2) 两人脚趾相对在一起，双手上下交握，上体后弯，头向后仰，以此稳定体式，如图 13-38。

(3) 互相拉一下手，以此借力，上体回正，还原。

2. 注意事项

(1) 两人的胸腔打开后，肋骨不外翻。

(2) 腰部不适者，不宜练习此体式。

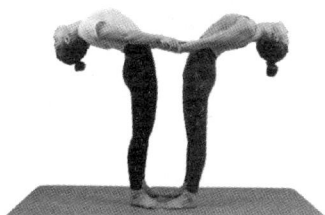

图 13-38　双人上体后展

（十一）三角伸展式-单屈腿倒立式

1. 练习步骤

（1）两人背对背站立，相距约半个手臂的距离。

（2）左边的人做三角伸展式。待其体式稳定之后，右边的人做单屈腿倒立式，将臀部放在左边的人的髋部位置，左边的人的左手抓住右边的人的右脚，使之稳定体式，如图 13-39。

（3）做单屈腿倒立式的人先放下腿，做婴儿式，使头部血液回流。做三角伸展式的人还原到初始姿势。

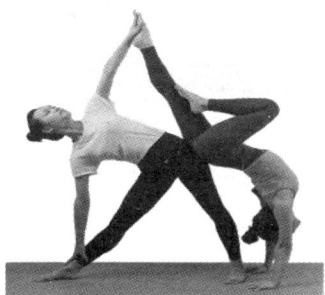

图 13-39　三角伸展式-单屈腿倒立式

2. 注意事项

（1）在做三角伸展式的人体式稳定的情况下，做单屈腿倒立式的人才可以倒向对方。

（2）建议有力量训练基础的练习者，在专业老师的指导下练习此体式。

（十二）双人倒立式

1. 练习步骤

（1）两人面对面站立，进入四角板凳式。

（2）双手十指相扣，肘部贴垫子，前臂和上臂成三角形。头放在手掌前方，上体立起来，脚蹬地，成头肘倒立式。在体式稳定之后将双腿相扣在一起，如图13-40。

（3）两人将相扣在一起的双腿解开后，做婴儿式。

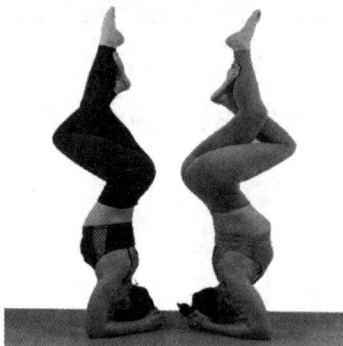

图13-40 双人倒立式

2. 注意事项

（1）在倒立体式稳定的情况下，才将双腿相扣。

（2）建议有力量训练基础的练习者，在专业老师的指导下练习此体式。

拓展 13

校园瑜伽

　　校园瑜伽，可以说是校园体育教育的一种补充，是学校落实素质教育的一项举措。校园瑜伽既能健身，又能减压，同时也丰富了大学生的校园文化生活，深受师生的喜爱。大学生在练习瑜伽的过程中，可以忘记烦恼，陶冶情操，健身娱乐，增强社交能力。

后记

　　从我2009年在学校开设瑜伽校级公选课以来，不知不觉已经走过了十几个年头。从一开始学生们对瑜伽了解不深，到今天我的学生已经成为一名名优秀的瑜伽老师，我的学生的学生又选择学习我的课程，让我庆幸能和瑜伽相连，能以一名老师的身份去分享我对瑜伽的理解，能和年轻、富有才华的莘莘学子一同联结，一同感受练习瑜伽所带来的生命感悟。我借此书感谢把我带进瑜伽世界的各位老师的教导！感谢北京体育大学出版社的各位老师，特别是孙宇辉编辑为此书一遍一遍地认真审稿，才让此书得以出版！感谢和我一起探寻、一起实践的学生们！

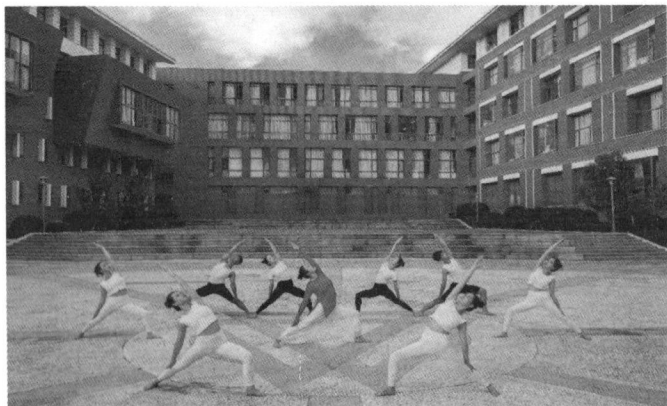

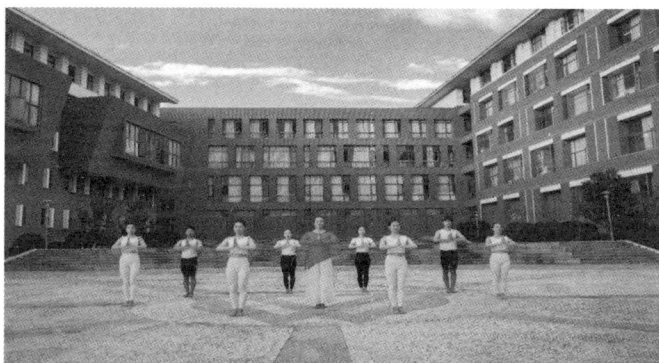

参考文献

［1］沙吉难陀. 巴坦加里的瑜伽经［M］. 陈景圆，译. 合肥：黄山书社，2007.

［2］阿罗频多. 瑜伽箴言［M］. 徐梵澄，译. 上海：华东师范大学出版社，2005.

［3］拜恩. 秘密［M］. 谢明宪，译. 北京：中国城市出版社，2008.

［4］皮尔斯. 瑜伽入门教程：个人呼吸和运动练习手册［M］. 鲁倩，译. 2版. 广州：广东科技出版社，2005.

［5］柯，布恩. 哈他瑜伽［M］. 春光明影，译. 哈尔滨：黑龙江科学技术出版社，2009.

［6］尹珏林，等. 瑜伽大全［M］. 北京：华文出版社，2009.

［7］赵彦. 祖本瑜伽大全［M］. 北京：华文出版社，2009.

［8］达斯. 瑜伽之道［M］. 王博，译. 北京：新世界出版社，2011.

［9］韩俊. 瑜伽中级教程［M］. 沈阳：辽宁科学技术出版社，2006.

［10］郑先红. 瑜伽教练［M］. 北京：高等教育出版社，2012.

［11］张爱华. 健身瑜伽［M］. 昆明：云南大学出版社，2014.